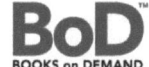

BoD

BOOKS on DEMAND

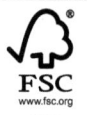

Health-Empowerment

mentale

Gesundheitsförderung

Markus Hitzler, MBA (Health-Management)

Bibliografische Information der Deutschen Nationalbibliothek:

Die Deutsche Nationalbibliothek verzeichnet diese Publikation in der Deutschen Nationalbibliografie; detaillierte bibliografische Daten sind im Internet über http://dnb.dnb.de abrufbar.

Illustration: Markus Hitzler

Einband: Markus Hitzler

Herstellung und Verlag: BoD – Books on Demand, Norderstedt

ISBN: 978-3-7448-0916-0

Kontakt:

Markus Hitzler, MBA

Heiligenstädter Lände 15/14

1190 Wien

office@chair-relax.at

www.chair-relax.at

www.huna-touch.com

www.virtual-huna-touch.com

HINWEIS:

Autor und Verlag, weisen ausdrücklich darauf hin, dass in diesem Buch eine komplementäre Methode dargestellt wird. Jeder Leser / jede Leserin dieses Buches, wendet die Techniken dieses Ratgebers auf eigene Gefahr an. Solltest Du starke Schmerzen haben bzw. eine schulmedizinische Diagnose benötigen, wende Dich bitte an einen konventionellen Arzt.

Um die einfachere Lesbarkeit dieses Buches zu gewährleisten, wird in Folge nur die männliche Form verwendet. Aussagen gelten jedoch gleichermaßen für alle Geschlechter.

Weiter möchte ich mich, mit diesem Buch auf persönliches, literarisches Neuland begeben und in der respektvollen und wertschätzenden „Du-Form" schreiben. Dies hat den Grund, dass ich glaube, mit dem „Du", die Inhalte dieses Buches kraftvoller, persönlicher und tiefgreifender vermitteln zu können, als mit der zwar höflichen, aber doch unpersönlicheren „Sie-Form".

P: praktische Übung

Vorwort

Regelmäßiges Training ist für unsere Gesundheit unerlässlich. Der moderne Leistungssportler, zum Beispiel weiß jedoch, dass sich dies nicht nur auf das körperliche Training bezieht – er benötigt auch mentales Training im modernen Spitzensport, um seine Leistungen auf höchstem Niveau erbringen zu können. Diese Tatsache gilt jedoch nicht nur für den Leistungssportler, sondern für alle Menschen, gleich welchen Tätigkeiten sie nachgehen. Mentale Gesundheit ist essenziell für ein leistungsfähiges und langes Leben.

Während das körperlich-präventive Gesundheitstraining mittlerweile schon vielfach zum Fitness-Lifestyle geworden ist, wird das präventive Mental-Training zur Gesundheitsförderung, von der breiten Masse der Bevölkerung als unseriös und manchmal auch grenzwissenschaftlich, belächelt.

Jedoch ist es Fakt, dass es unserem Körper auf Dauer nur gut gehen kann, wenn unser mentaler Zustand auch ausgeglichen und gut ist.

In diesem Buch wirst Du ein einfaches Konzept kennen lernen, dass Dich befähigt, selbstständig, eigenverantwortlich und mit viel Freude, die besagte Lücke in deinem Gesundheitsprogramm zu schließen.

Ich wünsche Dir viele lehrreiche, interessante und erfreuliche Momente beim durcharbeiten dieses Buches.

Markus Hitzler / Wien, Jänner 2018

Ho'omana - die traditionelle Basis der Ermächtigung

Auch wenn dieser kleine Ratgeber sehr praxisnah und praktikabel sein soll, will ich Dir einleitend erklären, woher das hier besprochene Konzept seine Basis hat und damit Du die Hintergründe des vorgestellten Konzeptes besser nachvollziehen kannst.

Es gibt über die gesamte Welt verteilt, traditionelle medizinische Systeme, die seit langer Zeit angewandt wurden. Die traditionelle hawaiianische Medizin wurde in der hawaiianischen Sprache, ho'omana – to empower, also jemanden ermächtigen / bestärken – genannt.

Weshalb der Inhalt dieses Buches mit der traditionellen hawaiianischen Medizin so stark in Verbindung steht, ist die Tatsache, dass ein großer Teil dieser Naturheilkunde aus mentalen Techniken und Philosophien zur mentalen Gesunderhaltung bestand.

Die Urvölker Hawaiis waren der Ansicht, dass jegliche Spannung oder Krankheit aus einem mentalen Ungleichgewicht oder Konflikt herrührt. Ihre mentalen Techniken sind auch heute noch sehr gut anwendbar und fließen auch an der einen oder anderen Stelle in dieses Buch mit ein.

Weiter für uns interessant ist die grundlegende Philosophie der Ermächtigung (to empower). Die alten Hawaiianer wussten, dass jeder Mensch selbst für seine Gesundheit und sein Wohlergehen verantwortlich ist. So kann auch nur der Mensch selber auf seine Gesundheit achten und damit Krankheiten vermeiden. Die Philosophie war immer, mit dem Menschen und nicht gegen die Krankheitsentstehung zu arbeiten – also den Menschen zu lehren und zu ermächtigen, selbst in diesem Sinne aktiv zu werden, wenn er das will.

So wird auch Dich dieses Buch einige Tatsachen und einiges an Wissen, gepaart mit praktischen und einfachen Methoden lehren. Ich bin sehr bemüht, die Inhalte so lebhaft und interessant wie möglich zu gestalten – nur eines musst Du wissen:

Damit diese hier dargestellten Inhalte wirken, musst DU sie auch anwenden. Das selbst aktiv werden, kann Dir kein Buch, keine DVD, kein Seminar, oder kein anderer Mensch abnehmen. Wenn Du etwas verändert haben willst, dann musst Du etwas verändern – hierzu können Dir die dargestellten Dinge einen Weg zeigen, aber beschreiten musst Du diesen Weg bitte selber.

Wahre Regeln sind zeitlos

Wenn Du dich, abseits der westlichen Alltagsrealität, ein wenig mit grundlegenden Mechanismen des Lebens und Zusammenlebens mit anderen Menschen, ja sogar mit deiner gesamten Umwelt, befasst, wird es Dir sicher mittlerweile Aufgefallen sein:

Es gibt gewisse „Spielregeln" des Lebens, die keinen Millimeter mit juristischen Gesetzen, die in unserem alltäglichen Leben immer um uns sind, zu tun haben. Ja oft wird die Befolgung dieser Regeln sogar als Schwäche der jeweiligen Person, oder als seltsames, unwirtschaftliches und ineffizientes Verhalten, ausgelegt.

In Wirklichkeit sind diese Regeln jedoch essenziell, um ein ausgeglichenes und gesundheitsorientiertes Leben zu führen. Regeln dieser Art sind sowohl zeitlos, als auch kulturell, religiös und spirituell unabhängig. Sie haben für jeden einzelnen Menschen Gültigkeit und müssen von uns verstanden und erlernt werden, um Gesundheitsförderung betreiben zu können – auch in Form von mentaler Gesundheitsförderung.

Ein Großteil der folgenden theoretischen Inhalte dieses Buches sind solche universellen Regeln, bzw. sind aus solchen, für unsere jetzigen Zwecke abgeleitet. Die praktischen Trainings aus diesem Buch werden Dir helfen, nach diesen Regeln leben zu können, ohne dass

Du deshalb eine Schlechterstellung von Dir selbst oder anderen verursachst.

Mentale Gesundheitsförderung - körperlich oder geistig?

Wie ich es bereits im Vorwort und auch im Klappentext dieses Buches angedeutet habe, sind Körper und Geist miteinander in Verbindung.

Du kannst mir nun zu Recht die Frage stellen, ob nun mentale Gesundheitsförderung auf die Stärkung des Geistes, oder des Körpers abzielt?

Meine Antwort darauf ist kurz: Es ist völlig gleich, auf was sie abzielt! Sie ist Gesundheitsförderung des ganzen Menschen – geistig und körperlich gleichermaßen – in dem Moment, in dem Du die Techniken anwendest wirkt sie in Wirklichkeit auf beide Systeme. Weshalb dies so ist und weshalb jegliche Gesundheitsförderung in Wirklichkeit Heilungstätigkeit ist, werde ich Dir aber erst im nächsten Kapitel erklären.

Besprechen wir kurz miteinander, die Verbindung von Körper und Geist.

Bringen wir es nochmals auf den Punkt: Die Trennung von Körper und Geist ist nicht vorhanden.

Wenn Du seit Tagen mit hohem Fieber im Bett liegst – beispielsweise mit einer Grippe – dann wirst Du in den wenigsten Fällen glücklich sein. Anders ausgedrückt, dein mentaler Zustand wird nicht positiv sein. Anders haben depressive Menschen früher oder später auch körperliche Beschwerden – nur wollen sie sich oft nicht eingestehen, dass diese von ihrem depressiven, mentalen Zustand kommen. Es ist also immer nur eine Frage der Zeit, bis sich das ewige Wechselspiel zwischen guter Laune und schlechter Laune auf deinen Körper so stark auswirkt, bis Du eine Spannung, ein Ungleichgewicht, oder gar eine Krankheit, bemerkst. Das ist der natürliche Weg der Dinge, wenn Du nicht lernst eine positive, mentale Einstellung zu bewahren. Genauso ist es nur eine Frage der Zeit, bis sich eine

Einschränkung deines Lebens, aufgrund einer physischen Krankheit, auf deinen mentalen Zustand auswirkt.

Zusammengefasst: Stell Dir nicht die Frage, ob Du mit mentaler Gesundheitsförderung, Körper oder Geist mehr unterstützt – Du unterstützt einfach. Viel wichtiger ist es, dass Du neben deinem körperlichen Gesundheitstraining, auch eine mentale Hygiene betreibst. Sonst wäre es nämlich so, wie wenn Du für einen ganzen Menschen – nämlich Dich – nur halbe Sachen machst.

Der Gesundheitsmechanismus

Um die Definition von Gesundheit und Krankheit gibt es seit längerem, einiges an Diskussionen. Du musst diesbezüglich aber wissen, dass es im Prinzip nur eine Frage ist, von welcher Seite man auf den Zustand des Menschen blickt – von der positiven Gesundheitsseite, oder von der negativen Krankheitsseite. Der Mensch bewegt sich nämlich immer zwischen diesen zwei Zuständen – Gesundheit und Krankheit - hin und her. Gleich, wie fit oder gesund eine Person ist, sie hat immer irgendwelche krankheitswürdigen Aspekte in sich – auch wenn sie vielleicht so klein und unscheinbar sind, dass der Betroffene diese gar nicht wahrnimmt. Anders hat ein schwerkranker Mensch bis zu dem Zeitpunkt an dem der stirbt, irgendwelche gesunden Aspekte in sich – nicht alles an einem Menschen ist krank, wenn er als umgangssprachlich krank bezeichnet wird.

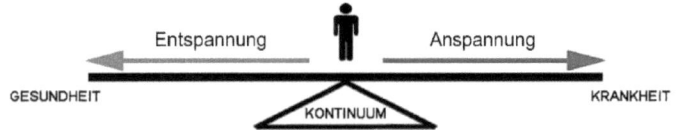

Was kannst Du nun mit meinen Ausführungen anfangen?

1. Die Gesundheitsförderung darf kein seltenes Highlight in deinem Leben sein, sondern viel mehr

ein ewig begleitender Prozess – genauso wie der, eigentlich nicht vorhandene, Zustand von Gesundheit und Krankheit eigentlich ein Weg ist, den man beschreiten kann, so ist auch die Gesundheitsförderung ein Weg, mit einem Ziel, dass man nie ganz erreichen kann – nämlich die vollständige Gesundheit. Trotzdem ist es wichtig, diesen Weg nachhaltig und andauernd zu gehen.

2. Wenn wir auf diesem Weg immer enger zum Menschen selbst hingehen – so wie ich es später in diesem Kapitel mit Dir tun werde – wirst Du sehen, dass der Mechanismus, der Gesundheit, aber auch Krankheit bewirkt, auf den Punkt gebracht genau der gleiche ist. Es ist wie gesagt nur eine Frage der Perspektive.

Jetzt wollen wir aber das eigentliche Thema dieses Kapitels behandeln: Den Gesundheitsmechanismus. Ja, ich weiß – ich habe gerade behauptet, dass der Mechanismus von Gesundheit und Krankheit in Wirklichkeit derselbe ist – daher betrachten wir eigentlich auch den Krankheitsmechanismus. Da ich aber gerne von der positiven Seite – also von der Fragestellung, wie halte ich Menschen gesund – an meine Arbeit herangehe, betrachten wir die Sache zusammen aus dem Blickwinkel der Gesundheit.

Du musst wissen, dass jeder Mensch einen eigenen, ganz persönlichen, inneren Arzt besitzt, der rund um die Uhr für den Menschen da ist, wenn dieser es will bzw. zulässt. Dieser Arzt ist, aus der komplementären Sicht der Mind-Body-Medizin, auch der einzige Grund, weshalb ein Mensch sich im Endeffekt wieder von Krankheiten erholt und heilt. Dieser Arzt ist unser Immunsystem. Wenn dein Immunsystem aktiv ist, dann arbeitet es konstant an deiner Gesundheit, ohne dass Du es eigentlich merkst. Es vernichtet und entsorgt sowohl alte, als auch kranke Zellen in deinem Körper und schafft somit Raum, damit dein Körper neue, gesunde Zellen produzieren kann.

Um Dir erklären zu können, wie Du eben diesen inneren Arzt aktivierst und aktiv hältst, müssen wir uns zusammen kurz und ganz einfach erklärt, unser menschliches Nervensystem ansehen: Unser Nervensystem kann ganz allgemein in zentrales und peripheres Nervensystem unterteilt werden. Das zentrale Nervensystem sind unser Gehirn und der Nervenstrang in unserer Wirbelsäule. Das periphere Nervensystem geht von der Wirbelsäule aus, bis in jeden kleinsten Teil unseres Körpers – vergleichbar mit einem sehr eng verlaufenden Informationsnetzwerk. Eine weitere Unterteilung, die wir treffen können, ist die Aufteilung in autonomes und willkürliches Nervensystem. Das willkürliche Nervensystem ist der Teil des Systems, den wir aktiv beeinflussen können. Mit Hilfe dieses Systems gehen, sprechen, essen, denken und tun wir alles Willentliche in unserem Leben. Der andere Bereich unseres Nervensystems – der für uns hier gerade wirklich relevant ist, da er sozusagen auch den An- und Ausschalter für unser

Immunsystem beherbergt – ist das autonome Nervensystem. Dieses Nervensystem können wir nicht direkt und willentlich beeinflussen. Es gibt nur ein paar Tricks, wie wir es in das Verhalten lenken können, das wir gerne hätten. Dieses Nervensystem steuert sowohl unsere gesamten Organtätigkeiten, ist aber auch zu einem Großteil für unsere Reizverarbeitung von außen zuständig. Wenn Du also eine Erfahrung in deinem Leben machst, bzw. bei jeglichen Situationen in deinem Leben, bewertet dieses Nervensystem, ob die Sache, die gerade abläuft, positiv oder negativ für Dich ist. Diese Bewertung läuft in drei Stufen ab:

1. Eine Körperliche Reaktion, aufgrund der Bewertung unseres Reptiliengehirns.
2. Eine emotionale Reaktion, aufgrund der Bewertung unseres limbischen Systems
3. Eine logische Bewertung durch unseren Kortex.

Die folgende Grafik ist eine sehr schematische Darstellung unserer Gehirnareale und soll Dir nur ungefähr zeigen, wie unser Gehirn aufgebaut ist. In Wirklichkeit sind die drei Areale in Zwiebelprinzip, schichtweise von innen nach außen angelegt.

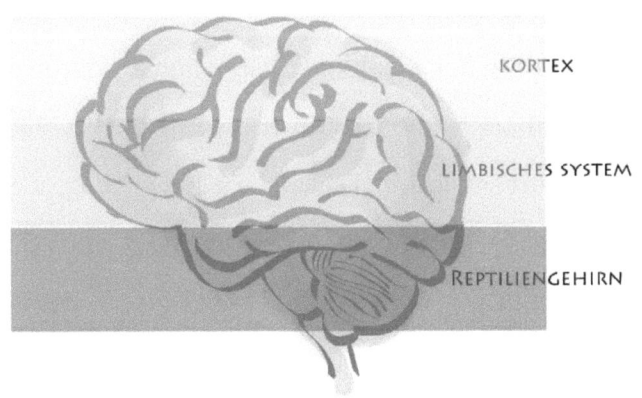

Im Grunde genommen, können wir diese Form der Bewertung nicht beeinflussen. Immer wenn Du einen Reiz von außen bekommst, den deine niederen Gehirnbereiche als ausreichend interessant für deine Aufmerksamkeit sehen, durchläuft dein Nervensystem alle oberen Schritte, zuerst von 1 – 3 und dann die Klärung und Beruhigung des Reizes, von 3 – 1 zurück.

Das System durchläuft immer alle Schichten, von innen nach außen und von außen nach innen. Bevor ein Reiz logisch denkend beruhigt werden kann, wenn Du ihn als negativ interpretiert hast, erzeugt er in jedem Fall eine negative körperliche und emotionale Reaktion.

Mit der Hilfe der mentalen Gesundheitsförderung und den Methoden, die ich Dir in diesem Buch vorstelle, hast Du aber die Möglichkeit, die Bewertung, welche durch das System durchgeführt wird, positiv zu trainieren. Du veränderst die Grundlage auf der deine neuen Interpretationen beruhen, damit Du Situationen öfter positiv bewertest.

Ich habe Dir nämlich noch einen sehr wichtigen Aspekt unseres Nervensystems vorenthalten – eigentlich den zentralen Mechanismus, weshalb ich Dir alle Dinge zuvor erklärt habe: Unser autonomes Nervensystem kann weiter in Sympathikus und Parasympathikus unterteilt werden. Der Sympathikus-Teil des Nervensystems wird immer aktiv, wenn wir eine

Situation als negativ bewerten. Du musst verstehen, dass unser Reptiliengehirn und unser limbisches System, negative Situationen als lebensgefährlich ansehen und daher unseren Körper in Alarmbereitschaft versetzen. Das bedeutet, aber weiter, wenn dein Körper andauernd in Alarmbereitschaft ist, resultiert daraus Spannung und Stress für Dich – sowohl mental als auch körperlich. Die zwei niederen Schichten unseres Gehirns kennen nämlich keine Abstufungen in positive und negative Bewertungen – sie kennen nur schwarz oder weiß. Es ist ihnen egal, ob Du real in Lebensgefahr bist, oder Du vielleicht gerade deinen Bus verpasst hast, wobei in 5 Minuten ohnehin schon der nächste Bus kommt – positiv ist immer sehr positiv und negativ ist immer sehr negativ. Ist der Sympathikus aktiv, so werden unsere Verdauung und unser Immunsystem außer Kraft gesetzt, da wir ja eventuell um unser Überleben kämpfen müssen und hier diese Systeme nicht so wichtig wie Körperspannung sind. Das Gegenstück zum

Sympathikus ist der Parasympathikus – dieser ist, oder wird aktiv, wenn wir einen entspannten Zustand haben, da wir eine Situation positiv bewerten. Hier herrscht für Dich dann nämlich keine Bedrohung und der Parasympathikus hält dann deine Verdauung und dein Immunsystem – also deinen inneren Arzt – aktiv. Das Unfaire, aber völlig Nachvollziehbare bei diesem System ist, dass unser Sympathikus weit schneller aktiv wird und unser Leben lang gleich empfindlich bleibt. Die Aktivitätsfreudigkeit des Parasympathikus nimmt mit dem Alter des Menschen ab und muss wie unser Fitness-Zustand auch trainiert werden. Der moderne Mensch hat von sich aus eher den Sympathikus aktiv. Aus der einfachen Sicht des Reptiliengehirns und des limbischen Systems ist auch völlig klar – besser wir reagieren bei potentieller Gefahr einmal zu viel und bleiben länger in Alarmbereitschaft, als wir passen einmal nicht auf und sind dann in Lebensgefahr. Es ist für Dich also in der Alltagsrealität wahrscheinlich schwieriger, deinen inneren Arzt aktiv zu halten, als in Alarmbereitschaft zu sein.

Wie Du dir vorstellen kannst und wie ich auch später noch genauer ausführen werde, ist der grundlegende Heilungs- oder Gesundheitseffekt durch Entspannung zu erzielen. Das Gegenstück und die Negativseite der Medaille, ist der Krankheitseffekt – der sich viel leichter und schneller aktivieren lässt und der auch länger aktiv bleibt – er ist durch Anspannung und negative Erlebnisse zu aktivieren.

Was Du aus diesem Kapitel in jedem Fall mitnehmen sollst, ist die Tatsache, dass der Gesundheitsmechanismus aufgrund von Entspannung entsteht und dass dies schwerer als die Anspannung erreichbar ist. Das Positive an der Situation kommt aber zum Schluss: Entspannung ist trainierbar – auch mit den Techniken, die ich Dir in diesem Buch vorstelle.

Die Ermächtigung - der Spezial-Effekt für den Heilmechanismus

Wir haben bereits im ersten Kapitel dieses Buches über die Ermächtigung und das selbst aktiv werden gesprochen. Wenn wir uns das Konzept der Ermächtigung weiter ansehen, will ich Dir verraten, dass sie in Wirklichkeit der Big-Player für alle Arten von Heilmethoden ist. Geben wir einer medizinischen Methode, einem Arzt, einem Therapeuten oder auch uns selber nicht die Macht, dass er uns helfen kann, so werden wir auch nicht den gewünschten Effekt aus einer Behandlung, aber auch nicht aus einer Gesundheitsförderung erhalten.

Ich will Dir diese Aussage genauer erklären: Dafür sollten wir das Konzept der Ermächtigung noch weiter in Fremd- und Selbstermächtigung unterteilen.

Wenn Du zu einem neuen Therapeuten, einem neuen Arzt, oder auch zu einem neuen Sporttrainer gehst, der

Dir nicht seriös vorkommt, oder der Dir eine Methode, die er mit Dir anwenden will, nicht so glaubwürdig erklären kann, sodass es für Dich schlüssig ist, dass diese Technik bei Dir wirkt, dann wird diese Methode auch einen weitaus geringeren, bis garkeinen Effekt bei Dir haben.

Die konventionelle westliche Medizin würde meine Aussage an den Rand des Abgrundes zum Placebo-Effekt stellen. Also, dass die Wirkung der Ermächtigung reine Einbildung ist und gar nicht relevant für die Wirkung einer guten Heilmethode sein dürfte. Ich sehe das aber sehr entspannt – wenn es nach mir ginge, können alle Mittel zur Förderung der Gesundheit, Placebo sein, solange sie wirken.

Nun aber wieder zum Bereich der Ermächtigung: Genauer betrachtet, wenn Du zu einem Arzt gehst, und Du ihm zusagst, dass seine gewählte Methode bei Dir helfen wird, dann führst Du eine Fremdermächtigung durch – Du gibst einem Fremden bzw. einer anderen

Person die Macht, Dir zu helfen. Der Arzt wieder, führt bei sich eine Selbstermächtigung durch – er vertraut auf seine Methoden, die er in seinem Studium gelernt hat und die sich in langjähriger Praxis auch bewiesen haben. Diese Selbstermächtigung unterstützt natürlich deine Fremdermächtigung, da der Arzt auf Dich souveräner und sicherer wirkt – Du kannst ihm leichter deinen Glauben schenken.

Viel wichtiger in unserem Zusammenhang ist aber eine andere Selbstermächtigung: Du musst akzeptieren, dass Du selbst die Macht hast, Dinge zu verändern. Du musst Dich selbst, selbstermächtigen, dass Du, positives für deine Gesundheit tun kannst.

Wie das von der mentalen Seite her funktioniert, lernst Du ja mit diesem Buch.

Das Resultat erfolgreicher Ermächtigung: Entspannung

Der Trick bei dieser ganzen Ermächtigungs-Geschichte ist, dass das Resultat der Ermächtigung die Entspannung ist, welche die positive Seite des Heilmechanismus – den Parasympathikus – aktiviert. Gleich welche Ermächtigung wir aus dem vorigen Kapitel nehmen, sobald wir jemand oder etwas ermächtigen, dass es, er oder sie uns helfen kann, entspannen wir uns. Wir fühlen uns sozusagen in guten Händen. Weshalb ich jedoch so auf die Ermächtigung von uns selbst erpicht bin, ist die Tatsache, dass wir uns selbst am nächsten sind. Nachhaltig und konstant an unserer Gesundheit können wir nur selbst arbeiten – denn auch nur Du hast dich ja selbst 24 Stunden täglich, dein ganzes Leben lang, um Dich. Ein guter Leitsatz heißt auch „leben und nicht gelebt werden".

Vertraue also auf deine eigenen Fähigkeiten und auf deinen eigenen Willen, für Dich alleine

Gesundheitsförderung betreiben zu können. Dann haben wir bereits einen großen Schritt in die richtige Richtung gemacht, denn mit diesem Vertrauen ermächtigst Du dich selbst und entspannst Dich zugleich.

Die Interpretation der Information

Im Kapitel „der Gesundheitsmechanismus" habe ich Dir bereits dargestellt, dass es bei der mentalen Gesundheitsförderung in Wirklichkeit darum geht, wie unsere Umwelt auf uns wirkt. Nun will ich diese Thematik mit Dir zusammen aber noch vertiefen, damit dein Verständnis für diesen Teilaspekt des ganzen Systems auch tiefer und feiner wird. In Wirklichkeit geht es nämlich nicht nur darum, wie die Umwelt auf uns wirkt, sondern viel mehr, wie sie subjektiv auf uns wirkt.

Dies ist nämlich der Kniff bei der Geschichte: Nehmen wir einen Konflikt – die Situation ist prinzipiell nicht das

Problem, sondern das Problem ist eigentlich in deiner Interpretation der Situation. Oder anders ausgedrückt, ein Erlebnis wird erst zum negativen Erlebnis, wenn Du es als solches ansiehst.

Aber warum sieht man bestimmte Erlebnisse als negativ an?

Dies hat mit unseren Emotionen, gepaart mit unseren bisherigen Lebenserfahrungen zutun – wir lernen unser Leben lang aufgrund der Erfahrungen die wir gesammelt haben und diese bewerten wir in dem Moment, in dem wir die Erfahrung machen, aufgrund unserer bisherigen Erlebnisse im Leben – oft sind diese neuen Bewertungen leider auch negativ - zumindest, wenn wir alte Erlebnisse, die als Grundlage dienen, unreflektiert belassen. Der Verbindungs-Schlüssel zu unseren vergangenen Erlebnissen, sind die Emotionen, die unser limbisches System bei dem damaligen Erlebnis vergeben hat.

Du kennst diesen Mechanismus mit Sicherheit – es gibt doch sicher eine Sache in deinem Leben, eine Angst oder etwas das Dich zornig macht, dass Dir im Leben immer wieder widerfahren ist. Dies passiert aufgrund von Wertigkeiten, die dieser Art der Situation von deinem limbischen System gegeben wurde. Du ziehst diese Art von Problem auch immer wieder an, da es zu einem Teil eines unbewussten Verhaltensmusters von Dir geworden ist, Dich immer wieder auf solche Situationen hin zu bewegen. Rational denkst Du dir „oh bitte nie mehr wieder eine solche Situation", aber da diese Situation durch ein Verhalten von Dir ausgelöst wird, wird sie Dir immer wieder passieren, solange Du nicht dein Verhalten veränderst.

Das gute an dieser Sache ist, dass Du mit Hilfe der hier beschriebenen Übungen, eigentlich zum Großteil an diesen negativen Interpretationen von alten Erlebnissen arbeitest – deine Werte werden, bei regelmäßigen Training, in der Art und Weise verändert, sodass Du auf negative Interpretationen gelassener reagieren kannst und schneller wieder in einen entspannten, positiven Zustand kommst. Mit der Zeit verlernst Du dann bis zu einem gewissen Grad, das negative Interpretieren von Situationen, weil Du die negative Basis in eine positive Grundhaltung verändert hast.

Wer Veränderung will, muss sich verändern

Ich habe im letzten Absatz des vorigen Kapitels, den Ausdruck des regelmäßigen Trainings verwendet. Den Begriff Training verwendest Du vielleicht eher mit Sport treiben, oder? Tue mir bitte den Gefallen und denke kurz über verschiedenste Sportarten nach und betrachte, wie viele Sportarten es gibt, bei denen nicht Du den Sport ausübst, sondern der Sport mit Dir gemacht wird.

Also mir persönlich fällt spontan keine einzige Sportart ein, bei der der Sportler nicht der aktive Teil der Sache ist – zumindest irgendwann im Laufe des konkreten Sporttreibens.

Nun transformieren wir den Begriff des Trainings in die Gesundheitsförderung. Für viele Stilrichtungen der Gesundheitsförderung, wirkt dies als Widerspruch. Man legt sich auf eine Liege und gönnt sich eine Massage oder man wird von der Hitze der Saune gelockert, usw. Man ist bei dieser gängigen Gesundheitsförderung oft der passive Teil und erwartet sich, dass man gesundet wird, anstelle selbst etwas für seine Gesundheit zu tun. Ich darf Dir aber sagen, dass genau das der große Fehler ist. Es ist nichts gegen eine gute Massage einzuwenden oder gegen einen Saunabesuch, jedoch geht es um die Eigenverantwortung, die Menschen für ihre Gesundheit übernehmen müssen. Du kannst viel Geld, wirklich viel Geld, für die Erschaffung einer guten Infrastruktur in Bezug auf deine Gesundheitsförderung in die Hand nehmen – dies alles hilft jedoch nichts, wenn Du diese Infrastruktur nicht konsumierst und Du auch keine

Veränderungen in deinem Verhalten und in deinen Werten, in Bezug auf dein Leben vornimmst.

Es ist einfach nun mal so, dass dein eigenes Verhalten, im mehr oder weniger nahen Zusammenhang mit deiner momentanen Lebenssituation steht. Wenn Du etwas an dieser Situation verändern willst – was ich annehme, weil sonst würdest Du nicht dieses Buch lesen – dann wirst Du auch etwas an deinem Verhalten ändern müssen – denn von nichts kommt nichts.

Nicht das Was zählt, sondern das Wie ist wichtig

In den letzten zwei Kapiteln ging es um das Thema der Interpretation unseres Lebens und um die Veränderung von uns selbst und unserem Verhalten.

Nun kenne ich es leider oft aus der Praxis, dass die Menschen es als unmöglich ansehen, gewisse konfliktbehaftete Bereiche in ihrem Leben zu ändern. Das beste Beispiel hierfür ist meistens die

Arbeitssituation – viele meiner Klienten wissen, dass sie die Arbeit stresst und ihre Spannungen aus diesem Bereich ihres Lebens kommen. Sie können den Job jedoch auch nicht aufgeben, da sie der Ansicht sind, dass sie die Vorteile ihrer Arbeit von nirgendwo anders bekommen. Oft höre ich aber auch den Satz „Wo anders ist es auch nicht besser!". Da könnte etwas Wahres daran sein, wenn man es so interpretieren will.

Wenn es Dir auch so geht, habe ich einen Rat für Dich: Dann verändere deine berufliche Situation nicht. Es ist oft nicht notwendig, unseren Beruf zu verändern, es reicht auch schon zu verändern, wie wir einen Job tun. Oft quälen sich Menschen durch ihren Arbeitsalltag, jammern und jammern darüber, aber wollen in Wirklichkeit nichts an ihrer Situation verändern. Ein möglicher Ansatz, ohne den Job zu tauschen wäre, unseren Blickwinkel auf unsere Arbeit zu verändern. Wer schreibt Dir vor, wie Du deine Arbeitssituation sehen musst? Eigentlich nur Du selbst bestimmst, ob Du den Job als langweilig, anstrengend oder stressig empfindest. Wenn man einen Job als positiv interpretiert, ihn mit mehr Leidenschaft ausführt, oder sich zumindest klar wird, dass man den Job machen will, weil man ja auch die Vorteile wie Geld, Anerkennung, usw. aus der eigenen Arbeitsleistung haben will, so kommt man oft aus der passiven Opferhaltung heraus und kann somit wieder agieren, anstelle von bloßem reagieren.

Das Wiedererlangen dieser Eigenermächtigung hat eine ungemeine Kraft zum Positiven und zur Entspannung.

Es geht also nicht immer darum, die Zelte niederzureißen und Alles hinter sich zu lassen – es reicht vielleicht auch schon den inneren Blick auf deine Lebenswelten zu verändern. Der positive innere Blick ist die wichtigste Veränderung, die mentale Gesundförderung und die nachfolgenden Trainingsmethoden erzielen können.

Mach es simpel, mach es gut

Hast Du schon einmal einen Hund erzogen – es ist ähnlich, wie bei manchen Aspekten der menschlichen Erziehung, vor allem der Selbsterziehung.

Sollte Dich mein Vergleich von Dir mit einem Hund ärgerlich machen, dann tut mir das leid – ich werde Dir gleich sehr lebhaft erklären, warum ich dies tue und warum es auch möglich ist, diesen Vergleich anzustellen.

Hunde sind glaube ich, die gelehrigsten und anhänglichsten Haustiere, die ich kenne, bzw. die der Mensch weltweit am häufigsten trainiert. Nun sagt man, grob neurologisch betrachtet, dass die Tierwelt im Vergleich zum Menschen einen einzigen großen Unterschied besitzt: Der Mensch hat einen rationalen Verstand, mit dem er Dinge logisch bewerten kann. Der Mensch hat alle anderen Aspekte, der tierischen Neurologie auch – sprich er hat Emotionen und auch eine körperliche Reaktion auf Reize – nur das Denken an sich, ist fast ausschließlich dem Menschen vorbehalten. Das Tier – in meinem Beispiel der Hund – handelt nur aufgrund seiner Instinkte, Emotionen und was wir ihm in diesem Konstrukt alles beibringen. Belohnst Du konkretes, gutes Verhalten bei einem Hund, so wird er es früher oder später wiederholen, wenn Du ihn darum mit einem Kommando bittest. Bestrafst Du negatives Verhalten, bzw. entziehst Du eine Belohnung, bei einem negativen Verhalten, so wird der Hund dieser Verhalten in Zukunft wahrscheinlich unterlassen. Dies alles hängt mit den 3 großen Gehirnbereichen zusammen, die wir bereits zuvor besprochen haben: dem Reptiliengehirn (erzeugt körperliche Reaktionen), dem limbischen System (erzeugt Emotionen) und der Kortex (kann rational denken) – die beiden ersteren Bereiche, haben in der Regel alle Säugetiere ähnlich stark ausgeprägt bzw. entwickelt.

Nun wissen wir einerseits, dass unser Unbewusstes, was also ähnlich der tierischen Neurologie ist, ca. 90 –

95 % unserer geistigen Kapazität ausmacht. Faktisch hat unser rationales Denken nur 5 – 10 % an Ressource aus unserer geistigen Kapazität. Da der heutige Mensch diesen so geringen Anteil die ganze Zeit mit seinen Gedanken nutzt, werden wir wohl oder übel versuchen müssen, auch mit unserem Unbewussten zu arbeiten, wenn wir etwas in unserem Leben positiv, in Richtung einer Gesundheitsförderung, verändern wollen. Denn auch unser Unbewusstes hat unseren bisherigen Erfahrungen im Leben gespeichert und gibt sie bei Bedarf an das rationale Bewusstsein frei. Das Unbewusste ist ehrlich, aufrichtig, gutmütig, aber auch einfach gestrickt. So braucht unser Unbewusstes, die Dinge die es lernen soll, auch einfach dargestellt.

Genau dies will ich Dir am Beispiel der Hundeerziehung erklären: Wenn ich vor einem Hund herumspringe und lustige Sachen mache, so wird das den Hund sehr wahrscheinlich auch amüsieren bzw. ich zumindest seine Aufmerksamkeit bekommen. Der Hund ist beeindruckt von den Dingen, die ich mache, was ja prinzipiell gut ist. Nun will ich diesem besagten Hund aber etwas beibringen. Fehlt nach dem Aufmerksamkeit erregen die Information, die der Hund lernen soll, kann er natürlich kein neues Verhalten erlernen. Versuche ich dem Hund das Verhalten in gewohnter, selbst herumtollender, unruhiger und unstrukturierter Manier beizubringen, so wird der Hund zwar vielleicht weiterhin von mir begeistert sein, aber mein gewünschter Lernerfolg bei dem Hund wird ausbleibende – er versteht schlichtweg nicht, was ich von ihm will. Wenn ich einem Hund etwas beibringen will, so muss ich zu Beginn seine Aufmerksamkeit bekommen, aber danach strukturiert, ruhig und einfach mit ihm üben, damit er das Verhalten erlernen kann.

Gleich ist es, wenn Du deinem Unbewussten ein anderes Verhalten bzw. ein verändertes Verhaltensmuster beibringen willst, damit Du gesundheitsbewusster leben kannst.

Du kannst zu Beginn, mit etwas aufregenden oder vielleicht glänzenden, die Aufmerksamkeit auf den Aspekt bringen, den Du verändern willst. Sprich Du könntest Dir ein schönes und angenehmes Ritual überlegen, dass Du regelmäßig durchführst, wenn Du mit Dir selbst mental arbeiten willst – jedoch die Information, die Du neu in das Unbewusste integrieren willst, solltest Du ruhig und bodenständig, für Dich selbst darstellen. Solltest Du hochtrabend, in akademisch, vielleicht sogar medizinischer Fachsprache, Dinge für Dich selbst erarbeiten, so wird dein Unbewusstes zwar sehr wahrscheinlich sehr beeindruckt sein, es wird aber nicht verstehen, was Du von ihm willst – solange, bis es irgendwann nicht mehr zuhört, weil es ja eh nichts versteht. Dieser Faktor gilt in meinen Augen für jeden Menschen, gleich wie gebildet oder wortgewandt er in seiner Alltagsrealität sein mag.

Lass es mich bitte anders ausdrücken: Diese Tatsache, ist in meinen Augen einer der Hauptgründe, weshalb die westliche Schulmedizin in der heutigen Zeit, oft keine nachhaltigen Erfolge bei chronischen Problemen erzielt. Ich persönlich sehe die wenigsten chronischen Probleme der Menschen, als wirkliche chronische Befindlichkeitsstörungen an – meistens ist es das Verhalten des Menschen, welches das Problem nicht ausheilen lässt, bzw. den Menschen immer in eine alte Spannung oder Verletzung zurückfallen lässt. Die Schulmedizin wirkt, mit allen ihren Apparaten, Medikamenten und Operationen sehr beeindruckend auf unser Unbewusstes. In Wirklichkeit wird aber nur zu selten, nach dem erregen der Aufmerksamkeit, auch so kommuniziert, dass sowohl der rationale Verstand, aber auch vor allem das Unbewusste des Menschen versteht, dass es sein Verhalten verändern muss, damit Heilung nachhaltig geschehen kann.

Diese Tatsache gilt wie immer sowohl für körperliche, als auch geistige Aspekte und beeinflusst sich gegenseitig.

Interesse: der Antrieb für alles im Leben

Wie wir im Kapitel über den Gesundheitsmechanismus schon besprochen haben, sind Gesundheit oder Krankheit keine Zustände, die auf einmal da ist oder auch nicht. Beide Begriffe bezeichnen eigentlich Prozesse, die eine längere Zeitspanne in Anspruch nehmen – in der Regel dauern sie ein Leben lang, wenn wir uns nicht auf ein konkretes Ereignis, wie zum Beispiel einen akuten grippalen Infekt beziehen. Dies wäre aber auch nur die Betrachtung eines kurzen Teiles deines Lebens.

Nun haben es Prozesse so an sich, dass sie, wenn wir ein Ziel erreichen wollen, nachhaltig verfolgt werden sollten. Schon wie Viktor E. Frankl sagte: „Der Weg ist das Ziel". Eigentlich musst Du also den Weg der Gesundheitsförderung ein Leben langgehen, wenn Du gute Chancen haben willst, lange und gut zu leben.

Ich habe selbst einige Zeit in meinem Leben benötigt, um es auf den Punkt zu bringen, was eigentlich der

Antrieb für die Verfolgung eines Ziels bzw. den Weg dorthin ist. Warum hören manche Menschen mitten auf dem Weg zu einem ihrer Ziele auf, weiter zu gehen – nur weil der Teil des Weges, auf dem sie sich gerade befinden, etwas steiler und unwegsamer geworden ist?

Nein, ich glaube nicht! Wir müssen die Sache, in meinen Augen, etwas anders betrachten. Kein Weg ist zu steil um ihn im Leben zu gehen. Sogar wenn ich einen Berg bis zum Gipfel erklimmen will und ich plötzlich vor einer Felswand stehe, die mir echt zu steil ist, kann ich das akzeptieren und versuchen, diese Wand so weit zu umgehen, bis das Gelände wieder besser für meine eigenen Fähigkeiten geeignet ist. Der wirkliche Flaschenhals, das wirkliche Quäntchen an der Waage, ist das Interesse, einen Weg bis zum Ziel zu gehen – bzw. den Weg auch mal zu verändern, wenn ich mit der gerade eingeschlagenen Richtung nicht weiterkomme. Unterm Strich zählt das Interesse an der Erreichung meines Ziels. Wie ich dort hinkomme, kann ich in einem gewissen, korrekten Rahmen meinem Umfeld gegenüber, flexibel halten.

Halte Dir das bitte immer vor Augen, wenn Du etwas nachlässig in deinem persönlichen Gesundheitsprogramm geworden bist – gleich, ob wir nun über das Mentaltraining aus diesem Buch, oder über dein körperliches Fitnessprogramm sprechen.

Denn, was gibt es wichtigeres im Leben, als das Interesse an dem Weg zur langen und guten Gesundheit zu haben. Ohne Gesundheit kannst Du viele deiner anderen Lebensziele nicht verwirklichen – oder zumindest viel schwerer und nicht mit der Leichtigkeit, wie Du gerne würdest.

Das Gesundheitsziel: Glücklich sein

Nun kommen wir zum letzten Kapitel dieses Buches, dass keine praktischen Trainings, enthält. Es ist aber gleichzeitig die wichtigste und universellste Regel, die

Du verstehen solltest, um mentale Gesundheitsförderung betreiben zu können.

Wie Du später noch genauer erfahren wirst, hängen wir Menschen unser inneres Glück oft an äußere Umstände. Äußere Umstände verändern sich aber immer stärker als innere Werte. Daher wäre es viel besser, in unserem Inneren einen Weg zu finden, prinzipiell glücklich und positiv durch das Leben zu gehen. Dies ist eine Sache der Weltanschauung, die ich Dir auch mit diesem Buch vermitteln will und die Du erlernen kannst.

Ich habe Dir bereits im Kapitel über den Gesundheitsmechanismus dargestellt, dass positive Dinge, wie das Glücklich sein, zu Entspannung in uns führen und wir damit unsere Gesundheit fördern.

Das Glücklich sein ist hier, so sehe ich das, die Basis aller positiven Empfindungen. Abseits davon, dass es uns entspannt, Glück zu empfinden, schütten wir bei

Glücksgefühlen, Endorphine in unserem ganzen Körper aus.

Endorphine sind Glückshormone, die körpereigene Schmerzmittel darstellen – sie lindern also konkrete Spannungsfelder in unserem Körper, da sie den Schmerz nehmen können und das betroffene Areal durch die entstandene Entspannung selbst heilen kann – mit der Hilfe unseres Immunsystems. Dies ist ebenfalls ein Prozess, den ich Dir bereits erklärt habe.

Weiter interessant an solchen „positiven" Hormonen – hiervon gibt es noch einige verschiedene in unserem Körper – ist es, dass diese an deinen Körperzellen andocken, sobald sie von deinem Körper ausgeschüttet werden. Nun hat die Sache den Vorteil, dass diese positiven Botenstoffe sozusagen die Zugangsschleusen zu deinen Zellen besetzen und externe Krankheitserreger, die in die Zellen eindringen wollen, um dort Schaden anzurichten können dies nicht, weil alle Zugänge zur Zelle bereits belegt sind.

Wie Du siehst, haben wir für deine Gesundheit eine mehrfache Gewinnsituation, wenn Du positiv und glücklich durchs Leben gehst.

Du bist nicht deine Lebensumstände

Wenn wir unser aller Leben aus einer gewissen Distanz betrachten, können wir erkennen, dass wir uns in gewissen Strukturen bewegen. Ein sehr guter Begriff für diese Strukturen ist der Ausdruck, Lebenswelten. Auch wenn diese mit uns und in sich verbunden und verwoben sind, so sind diese doch abgegrenzt zu uns und zueinander. Beispiele für solche Lebenswelten wären unser Arbeitsplatz, unsere Hobbys, unsere Familie, vielleicht eine Vereinszugehörigkeit, usw. In jeder deiner individuellen Lebenswelten, nimmst Du eine Rolle ein. Du bist vielleicht ein Vorgesetzter, ein Vater, eine Mutter, ein Sohn, eine Tochter, ein Obmann eines Vereins, oder einfach nur ein konsumierendes Vereinsmitglied. Manche der Rollen, die Du ausübst, sind Dir aufgrund deines bisherigen Verhaltens im

Leben relativ fix vorgeschrieben, manche sind aber auch recht leicht veränderbar. Wenn Du zum Beispiel ein rein konsumierendes Vereinsmitglied bei einem Sportverein bist und bei diesem Verein nicht mehr Mitglied sein willst, kannst Du in der Regel bei diesem Verein austretet. Etwas anders sieht es bei deiner Rolle als Mutter oder Vater aus. Du kannst Dich zwar um deine Kinder nicht kümmern, aber Mutter oder Vater bleibst Du trotzdem, wenn auch nur im entferntesten Sinn. Fakt ist jedoch, dass Rollen und auch Lebenswelten, mehr oder weniger austauschbar oder veränderbar sind.

Warum erzähle ich Dir das alles?

Menschen neigen dazu, wenn Sie ein Problem in einer Lebenswelt oder in einer ihrer Rollen haben, diesem Problem eine solche Macht in ihrem Leben zu geben, als ob sie das Problem direkt in ihrem innersten Sein betrifft. Das ist aber nicht mal annähernd so oft der Fall, wie wir glauben. Wenn Du zum Beispiel ein Problem in der Arbeit hast, dann ruf Dir bitte ins Gedächtnis, dass nicht Du direkt ein Problem hast, sondern Du hast in deiner Rolle als Arbeitnehmer oder Arbeitgeber ein Problem. Dies relativiert deine Ansicht vielleicht ein wenig, dass Du Problemen machtlos erliegen musst. Du hast fast immer die Wahl, eine Rolle zu verändern, die Du in einer Lebenswelt spielst, wenn Du unglücklich mit einer Situation bist.

Anders kann es Doch auch sein, dass Du dein gesamtes Glück an eine Lebenswelt hängst. Ein sehr klischeehaftes Beispiel, dass mir bei uns Männern einfällt, ist die Affinität zu diversen Fußballvereinen. Ja, auch dieses Fandasein ist eine Lebenswelt. Wenn die eigene Mannschaft gewinnt, ist „der Mann" freudehoch jauchzend, auch wenn der Rest in seinem Leben eher dunkel aussieht – er flüchtet sich aus anderen Problemen, irrationaler Weise in sein Hobby. Wenn seine Fußballmannschaft jedoch einige Spiele hintereinander verliert, verfällt er in eine allgemeine Sinnkrise, die schlimmer als bei den eigentlich betroffenen Spielern ausfällt – auch obwohl sein restliches Leben ganz positiv verläuft.

In Wirklichkeit, wäre die beste Lösung, immer möglichst glücklich und positiv zu sein, gleich was in unseren Lebenswelten gerade passiert – aber das habe ich Dir ja auch bereits im Kapitel „Das Gesundheitsziel: Glücklich sein" erklärt.

Mit den nachfolgenden Übungen dieses Kapitels, will ich Dir helfen, deine Lebenswelten bewusster kennen zu lernen, ihnen die richtige Wertigkeit in deinem Leben zu geben, sie eventuell zu verbessern und einfach in deinem ganzen Leben etwas aufzuräumen – soweit dies notwendig ist.

P: Dein Name zeigt Dir, wer Du bist

Als allererste Trainingsübung aus diesem Buch, möchte ich mich noch nicht mit deinen Lebenswelten beschäftigen, sondern mit der Basis unter den Lebenswelten – nämlich mit Dir selbst. Es geht nun darum, dass Du dir Gedanken machst, welche

Eigenschaften Du selbst als Mensch besitzt – sowohl positive als auch negative Dinge. Natürlich hat auch diese Übung bereits indirekt mit deinen Lebenswelten zu tun. Denn die Eigenschaften die Du gleich notieren wirst sind aufgrund deiner bisherigen Erfahrungen in deinen Lebenswelten, geprägt.

Die Übung sieht jetzt wie folgt aus: Nimm bitte in Blatt Papier und einen Stift. Notiere bitte zweimal deinen Namen auf das Blatt – jedoch die Buchstaben einzeln, von oben nach unten geschrieben. Ein Name wird darüber mit einem Plus markiert und der andere Name mit einem Minus. Bei dem Namen mit dem Plus darüber, findest Du nun bitte pro Buchstaben, eine positive Eigenschaft, die Du besitzt und die ebenfalls mit dem besagten Buchstaben beginnt. Bei dem Namen mit dem Minus davor, tust Du das Gleiche mit Eigenschaften, die Du nicht so sehr an Dir schätzt.

Hier ein Beispiel, wie dein Blatt am Ende aussehen sollte:

+	**-**
Mutig	**M**ürrisch
Ausdauernd	**A**ufbrausend
Respektvoll	**R**asant
Kräftig	**K**onservativ
Unaufhaltbar	**U**ngeduldig
Spielerisch	**S**tur

Wie Du an meiner beispielhaften Auflistung erkennen kannst, schließen sich manche Eigenschaften gegenseitig aus. Dies ist völlig in Ordnung und kann auch bei Dir so passieren. Jeder Mensch hat sowohl positive, als auch negative Eigenschaften in sich, die in jeweiligen konkreten Situationen hervorkommen. Auch kann es für Dich sein, dass eine Eigenschaft, die ich bei mir als negativ sehe, für Dich positiv ist, wenn sie bei Dir zutrifft und natürlich auch umgekehrt.

Nachdem Du die Einteilung gemacht hast, kannst Du selbst überlegen, welche Eigenschaften wirklich verändert gehören und Dir dafür auch Strategien ausdenken. Mögliche Ansätze dafür, findest Du weiter hinten im Buch.

P: Positiv-Negativ-Schale

Die Übung, die ich Dir in diesem Kapitel erklären will, hat einen sehr traditionellen Hintergrund aus dem Ho'omana – der traditionellen Hawaiianischen Medizin.

Die Urvölker Hawaiis vertraten die Philosophie, dass ein jeder Mensch mit einer Schale, voll mit Licht, zur Welt kommt. Licht ist positiv und lässt den Menschen gesund wachsen, gesund bleiben und erfolgreich sein. Es fällt jedoch, jedes Mal, wenn ein Mensch böse wird, oder er sich prinzipiell schlecht fühlt, weil im etwas Ungerechtes wiederfahren ist, ein Stein in seine Schale. Diese Steine machen den Menschen ungesund und er wird immer härter, umso mehr Steine in seine Schale fallen. Wenn die Schale voll mit Steinen ist, dann ist der Mensch selbst zu Stein geworden und sein Licht bzw. seine positive Ausstrahlung, ist verschwunden.

Ich möchte nun mit Dir, folgende Übung aus dieser Geschichte ableiten: Nimm Dir bitte wieder ein Blatt Papier und einen Stift – zeichne eine Schale auf das Blatt Papier. Nun möchte ich, dass Du über alle positiven und negativen Dinge in deinem Leben nachdenkst und diese in die Schale schreibst. Alle positiven Dinge dürfen sich in deiner Schale frei bewegen – sie sind wie das Licht, frei, flexibel und kraftvoll. Jeden negativen Aspekt deines Lebens, den Du gefunden hast, umrandest Du mit dem Stift. Diese Dinge stellen deine ganz persönlichen Steine dar, die Dich an deiner völligen Gesundheit hindern. Betrachte, nachdem Du die Übung abgeschlossen hast, deine Schale und sieh Dir an, welche Dinge positiv in deinem Leben sind und welche negativ.

Unsere Aufgabe ist es nun – gleich wie bei den Urvölkern Hawaiis – deine Steine aus der Schale heraus zu bekommen, sodass sich nur mehr Licht, also positive Dinge in deinem Leben befinden. Denn das Licht in dieser Übung fördert deine Gesundheit und deine Steine halten Dich von deiner Gesundheit ab.

Hier ein exemplarisches Beispiel einer Schale:

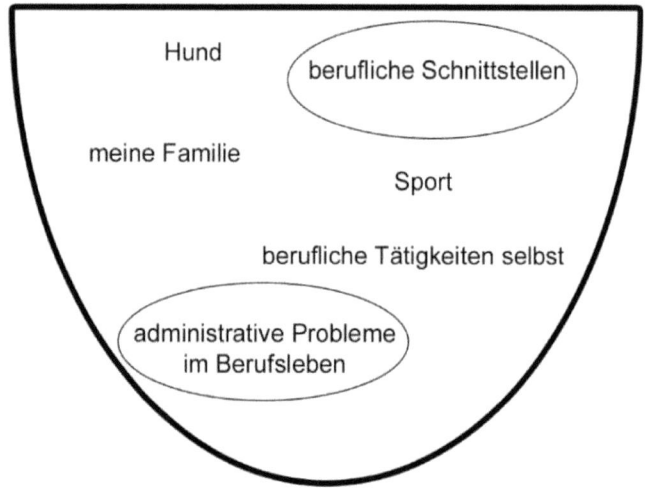

P: Wetterkarte der Lebenswelten

Viele Menschen tun sich schwer – gerade, wenn es um konfliktbehaftete Bereiche in ihrem Leben geht – ihre Gefühle in Worte zu fassen und ihren Problemen somit eine Wertigkeit zu geben, mit der man arbeiten kann.

Wenn es Dir auch so geht, dann wird Dir folgende Übung vielleicht helfen können.

Oft ist es einfacher, Wertigkeiten in Form von Bildern auszudrücken. So wollen wir dies jetzt auch für deine Lebenswelten tun. Zur Erinnerung: Wenn Du dein Leben als Ganzes genauer betrachtest, wird Dir auffallen, dass alle Teilbereiche deines Lebens zwar miteinander verbunden sind, sie jedoch schon zueinander abgrenzbar sind. So hast Du ein Berufsleben, ein Privatleben, Hobbies, usw. Diese einzelnen Teilbereiche, in denen Du dich durch dein Leben bewegst, nennen wir Lebenswelten. In jeder Lebenswelt nimmst Du auch eine bestimmte Rolle ein. Jede Lebenswelt ist unterschiedlich wichtig für Dich – dies hängt mit den Beweggründen zusammen, weshalb Du jede einzelne deiner Lebenswelten, in deinem Leben hast.

Ich bitte Dich, dass Du zuerst eine Landkarte mit deinen einzelnen Welten zeichnest. Nimm bitte ein Blatt Papier

und zeichne in die Mitte einen Kreis, in den Du „ICH"
schreibst. Danach überlege Dir, an welchen
Lebenswelten Du teilnimmst und welche Rolle Du in
jeder Welt einnimmst. Schreib bitte die einzelnen
Lebenswelten verteilt auf das Papier und darunter zu
jeder Lebenswelt, deine zugehörige Rolle. Ich möchte
aber bitte, dass Du dabei darauf achtest, Lebenswelten,
die Dir wichtiger sind, näher zu Dir – also zu dem „ICH"
– zu schreiben, als Lebenswelten, auf die Du eher
verzichten könntest.

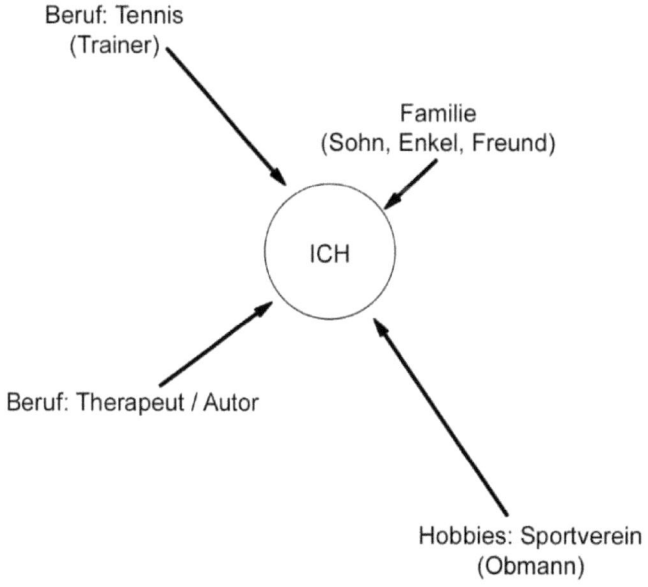

Nachdem Du diese Notiz gemacht hast, hätte ich gerne, dass Du folgendes überlegst. In welcher Lebenswelt – aus deiner ganz eigenen Sicht – herrscht für Dich, welches Wetter vor. Es geht hier bitte wirklich um deine subjektive Sicht. Schreibe, oder zeichne die Wetterlage, die Du vergibst einfach neben jede Lebenswelt. Es kann sein, dass in einer Lebenswelt, in der Du dich bewegst, für alle anderen Beteiligten, strahlender Sonnenschein herrscht, und für Dich ist dort Dauerregen angesagt. Anders kann es aber auch sein, dass Du der Nutznießer einer Lebenswelt bist, und es allen anderen Beteiligten hier nicht so gut geht – auch hier sollte man Fairness in dieser Lebenswelt walten lassen. Sonst könnte es nämlich passieren, dass Du diese Lebenswelt früher oder später verlierst, oder sich Bedingungen für Dich hier drastisch verschlechtern. Es gehört einfach doch alles irgendwie zusammen im Leben.

Folgende Auswahl an Wetterbildern habe ich für Dich:

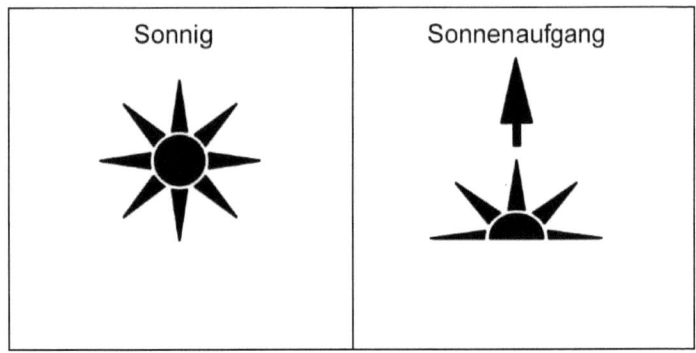

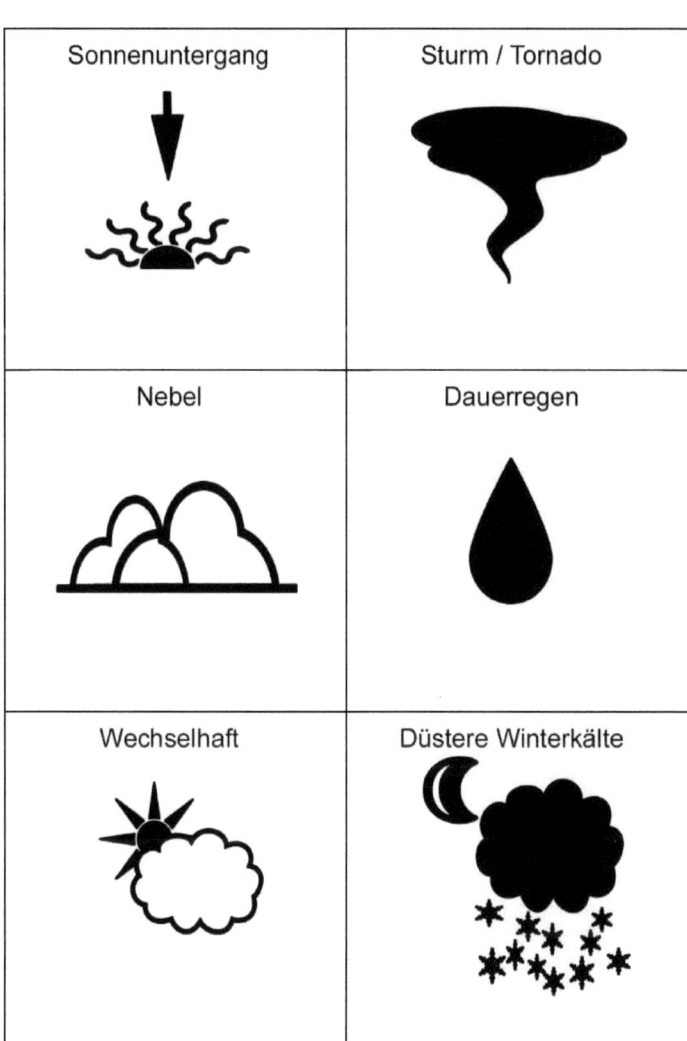

Sonnenuntergang

Sturm / Tornado

Nebel

Dauerregen

Wechselhaft

Düstere Winterkälte

[57]

Nun hast Du eine Wetterkarte geschaffen, die deine Wetterlagen in deinem momentanen Leben zeigt. Vielleicht fällt es Dir nun, nachdem Du deinen Lebenswelten eine Wertigkeit in Form einer Wetterlage gegeben hast, leichter Dich auf den Punkt auszudrücken, wie es Dir in der einzelnen Lebenswelt geht. In letzter Konsequenz wollen wir, dass Du eine Emotion zu jeder Lebenswelt verbinden kannst – also Trauer, Zorn, Wut, Freude, Liebe, usw. Ziel unserer gemeinsamen Reise, die ich mit Dir und diesem Buch beschreiten will, ist es, dass Du mit der Zeit, nach einigem Training und nach der einen oder anderen Veränderung, für alle Lebenswelten nur mehr positive Wetterlagen oder Emotionen übrighast. Ideal wäre, dass auf deiner Wetterkarte nur mehr Sonnenschein herrscht – das ist das große Ziel, zu dem wir uns gemeinsam auf den Weg machen wollen.

P: Verkehrte Pyramide

Manchmal ist es leider auch so, dass man sich überlegen muss, Lebenswelten zu verlassen, sie zu ersetzen oder hier mal ordentlich aufzuräumen, bzw. Veränderungen durchzuführen. Sonst wird es nämlich schwierig, den Sonnenschein auf deiner Wetterkarte in die Realität umzusetzen.

Um uns hierbei über einiges, weiteres klar zu werden, arbeiten wir mit einer verkehrten Pyramide. Zeichne bitte eine große Pyramide auf ein Papier – jedoch eine, die auf dem Kopf steht. Nun beginnst Du, Schicht für Schicht, deine Lebenswelten aus der Wetterkarte, in die Pyramide einzutragen. Beginne aber bitte mit der Lebenswelt, die auf deiner Wetterkarte am nähersten bei Dir steht. Diese trägst Du hier auch möglichst nahe zur Basis – also an der Spitze der verkehrten Pyramide ein. Die unwichtigste Lebenswelt wird als letztes eingetragen. Wir beschriften also die Pyramide von unten nach oben. Nun brauchst Du bitte eine weitere

Liste. In dieser Liste schreibst Du auf, welche Stützen Du in, oder für jede einzelne Lebenswelt, findest. Weiter schreibst Du bitte auch für jede Lebenswelt auf, welche Dinge in ihr negativ sind und Dich vielleicht sogar an deinem Weiterkommen hindern. Diese Dinge sind die Sägen in deiner späteren Grafik.

Die Sache ist nun folgende: Eine Pyramide, die auf dem Kopf steht ist eine sehr instabile Konstruktion. Damit diese trotzdem stehen kann, brauchen wir Stützen aus deinen Lebenswelten, die diese Pyramide gerade halten. Stützen können andere Personen, ein Anliegen von Dir selbst, an dieser Lebenswelt, oder ein Nutzen aus dieser Lebenswelt sein. Nahe der Basis deiner Pyramide müssen die Stützen noch nicht so stark sein. Diese Lebenswelten, die Du hier eingetragen hast, sind essenziell für Dich. Vergleichst Du das mit der obersten Lebenswelt, dann können wir sagen, dass diese am flexibelsten für Dich ist, und am meisten Luxus darstellt. Hier müssen die Stützen stärker sein, damit sie das Gewicht der Pyramide halten können, ohne dass diese zur Seite kippt. Jetzt haben wir aber noch den Faktor der Sägen, den wir berücksichtigen müssen. Sägen können die Stützen aus deinen Lebenswelten durchsägen und deine Pyramide auch wieder unsicher machen. Wichtig ist es also, dass Du versuchst, alle Stützen für deine einzelnen Lebenswelten so stark und stabil zu gestalten, dass die Sägen keine Chance haben, die Stützen durchzusägen.

Hier eine kleine Darstellung, damit Du besser verstehst was ich meine:

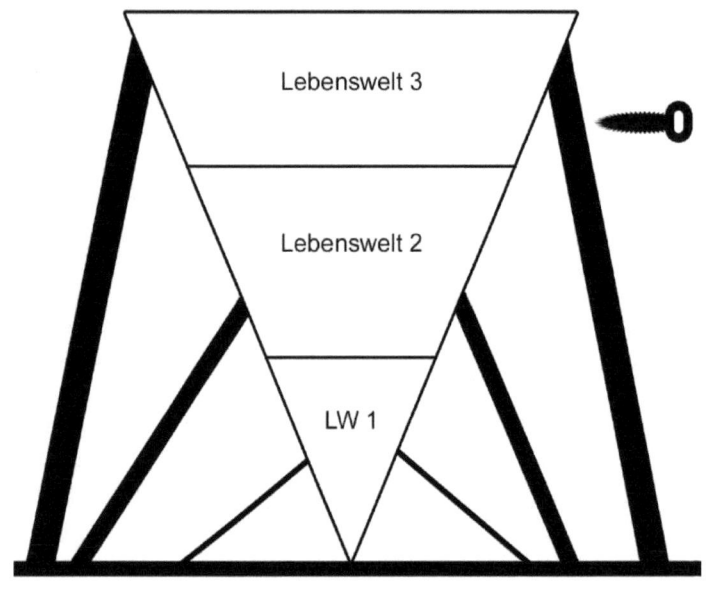

ICH

Und, wie sieht es aus? Wie stabil und gerade steht deine verkehrte Pyramide. Hast Du das Gefühl, dass deine Sägen, ihr nichts anhaben können?

Mach Dir dann und wann mal, Gedanken darüber, wie Du dieses Konstrukt der verkehrten Pyramide noch stabiler machen kannst, indem Du Lebenswelten intern veränderst, sie ganz austauschst, oder sie weglässt, wenn eine Veränderung in Dir selbst, in Bezug auf die Lebenswelt nichts bringt.

Den idealen Fußabdruck erzeugen

Alle Trainingsaufgaben aus dem letzten Abschnitt, hatten das Ziel, dass Du dir selbst klar wirst, wie dein momentaner Fußabdruck aussieht, den Du auf dieser Welt hinterlässt.

Wichtig für dein Weiterkommen in der Sache der mentalen Gesundheitsförderung ist es, dass Du nicht einen maximal großen, oder minimal kleinen Fußabdruck, sondern einen idealen Fußabdruck, für deine Bedürfnisse und Wünsche in deinen Leben kreierst. Der Fußabdruck ist eine beliebte Metapher für die Spuren, die Du in dieser Welt hinterlässt, bzw. wie viel Platz und wie viele Ressourcen Du für dein Leben benötigst. Will man zu viel verbrauchen, so benötigt man auch zu viel Aufwand, um diesen Lebensstil aufrecht zu erhalten. Bist Du zu minimalistisch, so geht das vielleicht nicht mit deinen Zielen im Leben einher. Bist Du hier optimal eingestellt und hast alles gut adaptiert, so ist Entspannung und Glücklich sein praktisch eine unausweichliche Folge – und dort wollen wir ja hin.

P: Bedürfnis-Wunsch-Kreis

Zu Beginn, wenn wir deinen neuen Fußabdruck anpassen wollen, sollten wir uns kurz über die Unterschiede zwischen Bedürfnissen und Wünschen unterhalten.

Bedürfnisse sind Dinge, die wir wirklich im Leben brauchen – ohne diese Dinge kannst Du nicht überleben. Wünsche sind Dinge, die wir wollen – sie sind für Dich mehr oder weniger Luxus. Ich habe mehr oder weniger geschrieben – wir sollten in meinen Augen Abstufungen bei unseren Wünschen machen, wie dringend diese doch wirklich sind.

Aber nochmals zurück zu den Bedürfnissen: Wirklich zum Überleben brauchst Du Essen, ein Dach über dem

Kopf, dass Dich im Winter auch warmhält und Wasser – sowohl um es zu trinken, als auch deine Körperhygiene einzuhalten.

Nun kommen wir zu dem Rest, den wir im Leben so konsumieren. Klar, weitere Hygieneartikel, wie Zahnbürsten, Seifen, usw. sind zwar schon Wünsche, aber eben so nahe an den Grundbedürfnissen heran, dass hier fast kein Unterschied in der Wichtigkeit ist.

Wie sieht es mit einem Auto aus? Da würde ich sagen, dass es darauf ankommt, wo Du wohnst. Solltest Du so wie ich, in einer kleinen Ortschaft wohnen, in der die Busverbindung zum nächsten größeren Ort sehr schlecht ist, dann ist ein Auto auch schon sehr nahe an den Bedürfnissen dran. Wohnst Du in der Stadt und musst selten größere Dinge transportieren, dann reichen in der Regel die öffentlichen Verkehrsmittel aus – ein Auto ist hier ein Luxus. Ich würde vorschlagen, betrachte doch deine eigenen Bedürfnisse und Wünsche, so ähnlich wie auf der Grafik, die gleich folgt:

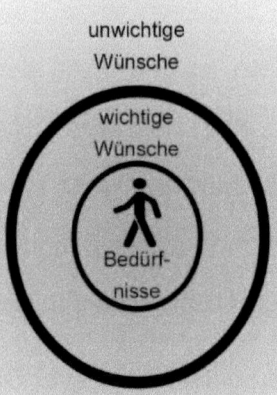

Zeichne bitte auf einem Blatt, diverse größer werdende Kreise, trag deine Bedürfnisse und Wünsche ein, und versuche eine Einteilung zu treffen, was wirklich für dein Überleben wichtig ist und was in den Bereich des Luxus fällt. Abseits der drei Grundbedürfnisse die ich zuvor genannt habe (Nahrung, ein Dach über dem Kopf,

Hygiene), betrachte bitte deine sonstigen Bedürfnisse und wichtigen Wünsche, die Du als solche definiert hast. Erkläre Dir bitte logisch und nüchtern selbst, warum diese Dinge so wichtig für Dich sind. Kannst Du nun vielleicht doch ein paar Dinge etwas weiter weg von Dir selbst, als Kern der Grafik, positionieren? Hast Du vielleicht erkannt, dass Du manche wichtigen Wünsche gar nicht so überzeugend begründen kannst?

Ist deine Aufteilung fertig? Konntest Du ein paar Dinge finden, die Du bisher als unersetzbar und essenziell angesehen hast, die aber in Wirklichkeit unter dem Blickwinkel des Überlebens völlig unnötig sind?

Was wäre, wenn Du alle diese Wünsche, die Luxus sind einfach streichen würdest? Wie leicht und unbeschwert würde dein Leben und dessen Erhaltungsaufwand dann werden?

Denn, wer viel in seinem Leben haben will, der muss auch viel dafür leisten, bzw. vielleicht großes Risiko gehen. Oft überlasten wir uns dann, in der Annahme, wir müssen dies alles leisten, damit wir alle unsere Wünsche erfüllen können – denn jeder Wunsch ist gleich wichtig. Wünsche einfach loszulassen und sie als nicht erfüllt zu akzeptieren, weil Du erkannt hast, dass die eine oder andere Sache doch nicht so wichtig ist, kann wahnsinnig entspannend sein.

Ich lasse Dich nun mit diesen Gedankenanregungen, alleine etwas weiter über diese Sache grübeln.

P: Wunsch-To-Do-Kalender

Jetzt haben wir bereits etwas Klarheit bei deinen Wünschen und Bedürfnissen geschaffen. Nun wollen wir uns einen Terminkalender für deine Wünsche zurechtlegen.

Bitte trage alle deine Wünsche, die Du zuvor identifiziert hast, in einen zeitlichen Rahmen, ähnlich wie in der unteren Tabelle ein. Bitte nimm dabei noch keine Rücksicht darauf, wie essenziell der Wunsch für Dich ist, oder wie sehr er als Luxusgut zählt.

Bis wann	Wunsch
1 Monat	
6 Monate	
1 Jahr	
5 Jahre	

Betrachte nun bitte deine Auflistung. Hast Du vielleicht Luxuswünsche in einen Zeitrahmen vermerkt, der absolut unrealistisch ist? Mir würde ad hoc ein sehr überspitztes Beispiel einfallen: Möchtest Du vielleicht einen neuen Porsche im nächsten Monat anschaffen, obwohl deine derzeitige Arbeitssituation das nicht mal in 5 Jahren zulässt? Oder willst Du vielleicht dein Studium in einem Jahr abschließen, obwohl Du erst mit dem Studium begonnen hast und die Mindeststudiendauer drei Jahre beträgt?

So krass müssen die Beispiele natürlich nicht sein, aber es gibt immer wieder Wünsche im Leben, die einerseits sehr großer Luxus sind und gleichzeitig nur sehr schwer zu realisieren gehen.

Versteh mich bitte nicht falsch – Träume, Visionen und eine gewisse Verrücktheit im Leben sind wichtig und notwendig. Fast alle Errungenschaften der letzten Jahrzehnte basierten auf Zufall, oder einer verrückten Idee.

Nur, wenn Du merkst, dass ein Wunsch unrealistisch und eigentlich unnötig für Dich, als Kern der Sache - dein Überleben - ist und Du dich aber gleichzeitig unter Druck setzt um dieses Ziel zu erreichen, dann solltest Du dieses Ziel vielleicht hinterfragen. Diese Spannungen und der verbundene Stress sind eventuell nicht notwendig.

Vielleicht kannst Du das Ziel und dessen Erreichung so weit adaptieren, dass es Dir weniger Bauch- und Kopfschmerzen bereitet. Geht das auch nicht, dann würde ich mir überlegen, diesen Wunsch einfach sausen zu lassen.

Meiner Meinung nach zeigt ein bestimmtes Verhalten von Größe im Leben: Sich einzugestehen, dass man Dinge falsch gesehen hat, seine Meinung zu ändern und wenn notwendig sich auch bei anderen Menschen zu entschuldigen, wenn man jemanden deshalb benachteiligt hat. In Wirklichkeit ist das Überdenken und Umändern von Wünschen genauso eine Sache.

P: Der Wunsch-Blocker

Mittlerweile hast Du vielleicht schon ein paar unrealistische Wünsche adaptiert oder vielleicht sogar ein paar Pläne aufgegeben, die Dich nur unnötig belastet haben.

Nun geht es daran, dass wir zusammen betrachten, was Dich eigentlich von der Realisierung deiner einzelnen Wünsche abhält. Nimm Dir am besten gleich einen aktuellen Wunsch aus deiner Liste, der am besten im nächsten Monat in die Tat umgesetzt werden soll und der Dir auch so wichtig ist, dass Du wirkliches Interesse an der Erreichung dieses Zieles hast.

Schreib Dir nun diesen einen Wunsch als Überschrift auf ein Blatt. Danach fertige bitte eine Liste an, was Dich alles von der Realisierung dieses Wunsches abhält – was Dich sozusagen beim Weiterkommen blockt. Wie Du solche Blockaden gut beseitigen oder die Hürde vermindern kannst, erkläre ich Dir genau im nächsten Kapitel. Eine Anregung will ich Dir hier an dieser Stelle aber noch mit auf den Weg geben. Betrachte bitte deine Liste, wenn Du fertig bist – aber nicht ganz gewöhnlich. Sondern schlüpfe bitte in die Rolle eines völlig Fremden, der Dich nicht kennt. Diese Person, die Du gerade schauspielst, findet deine Notiz auf der Straße und liest sie interessiert. Würde der Fremde, deine Blocker ebenfalls als limitierend beim erreichen deines Wunsches empfinden, oder handelt es sich vielleicht bei der einen oder anderen Blockade um einen subjektiven Blocker, den nur Du als solchen empfindest? Kannst Du so vielleicht bereits eine etwas andere Sicht auf die Schwierigkeiten beim Erreichen deines Zieles bekommen und relativieren sich manche Blocker in ihrer Größe und Macht vielleicht etwas?

P: Einen Stein vom Herzen fallen lassen

Im vorigen Kapitel haben wir uns zusammen bewusstgemacht, welche Blocker Dich von deinen Wünschen fernhalten und Dich bei deren Erreichung blockieren.

Nun kommen wir zur nächsten Technik: Kennst Du die Redewendung „Da fällt mir ein Stein vom Herzen!". Diese Aussage verwenden wir normal, wenn sich ein Problem gelöst hat, und eine mehr oder weniger große Last von uns abfällt. Wie ich Dir aber schon im Laufe dieses Buches mehrfach dargestellt habe, ist eine Last immer nur so schwer, wie Du sie interpretierst. Wir können also auch das Abfallen dieser Last, willentlich und wann immer wir wollen, einleiten. Wie dies gehen kann, zeige ich Dir mit der folgenden Übung.

Oft verspüren wir, gerade wenn uns eine Sache belastet, einen Druck auf unserem Herzen. Es ist wie, wenn wir einen Stein auf unserem Herzen liegen haben.

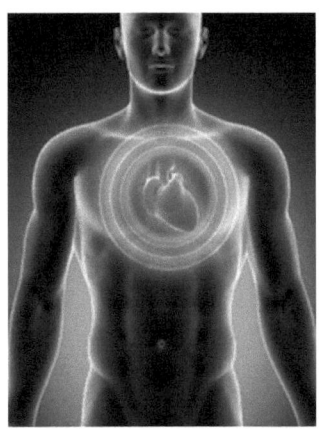

Dein Training sieht diesmal wie folgt aus: Denke an einen konkreten Konflikt, oder einen Blocker, den Du gerade hast und fühle nach, wie sehr Dir dieser auf deinem Herzen lastet – merke Dir bitte genau die Intensität und die Schwere dieses „Steins". Nun beginnst Du tief und ruhig zu atmen – so tief, dass sich deine Bauchdecke bei der Atmung mit auf und ab bewegt. Die Bauchatmung hat einen prinzipiell entspannenden Effekt auf uns. Mit jedem Ausatmen möchte ich nun, dass Du die Last des Steines auf deinem Herzen, etwas abatmest. Lass mit jedem Ausatmen den Stein auf deinem Herzen etwas leichter bzw. kleiner werden, während Du noch immer an das aktuelle Problem denkst, mit dem Du gerade trainierst. Mach diese Übung so lange, bis Du praktisch keinen Druck mehr auf deinem Herzen verspürst – nun ist Dir sprichwörtlich der Stein vom Herzen gefallen. Du hast vielleicht gerade einen Felsbrocken zu einem Kieselstein verwandelt, der Dich förmlich gar nicht mehr belastet – gratuliere!

Nach einiger Zeit kannst Du wieder an das konkrete Spannungsfeld denken und nachprüfen, ob sich der Druck auf deinem Herzen – zum Trainings-Ausgangspunkt gemessen – verändert hat. Er ist wahrscheinlich leichter, vielleicht ist er ja gar nicht mehr da. Wiederhole dieses Training mit dem konkreten Problem so oft – aber bitte immer mit Pausen dazwischen – bis bei deinem Checkup, von Anfang an gar keine Last mehr vorhanden ist.

Mit der vorigen Übung hast Du gelernt, wie Du die Bedeutung von Spannungen in deinem Leben reduzieren kannst. Machst Du diese Trainingsform regelmäßig, mit vielen verschiedenen Themen, so wird auch dein Unbewusstes mit der Zeit lernen, dass es von Haus aus nicht mehr so dramatisch auf Konflikte reagiert – Du verlernst ihm sozusagen das Überreagieren.

Trotzdem sollten wir uns auch bewusst Gedanken darübermachen, was wir verändern müssen, damit wir deinen Wünschen näherkommen, bzw. wie wir es vermeiden können, dass solche konkreten Probleme nochmals auftreten. Machen wir hierfür wieder ein Beispiel:

Nimm Dir bitte einen Wunsch aus deiner Liste und dazu ein Blatt Papier mit Stift. Danach zeichne Dir eine Tabelle mit drei Spalten auf und schreibe groß deinen

Wunsch darüber. Die Tabelle sollte in etwa, wie die Untere aussehen:

MEIN WUNSCH

VERSTÄRKEN	REDUZIEREN	VERMEIDEN
Was will ich in meinem Leben verstärken, um mein Ziel zu erreichen?	Was soll ich in meinem Leben reduzieren, um mein Ziel zu erreichen?	Was soll ich in meinem Leben vermeiden, um mein Ziel zu erreichen?

Versuche Dir selbst diese oberen Fragen, möglichst ehrlich, zu beantworten.

Nimm Dir für diese Übung auch später immer wieder 5 – 10 Minuten Zeit und hinterfrage, ob Du neue Erkenntnisse für den Weg zu deinem Ziel bzw. Wunsch gewonnen hast, die Du in die Liste mit aufnehmen willst.

Der Notizzettel, den Du bei diesem Training erarbeitest, eignet sich ausgezeichnet als Motivator an deiner Pinnwand oder deinem Kühlschrank, damit Du immer wieder erkennen kannst, was Du dir vorgenommen hast und wie dein Weg dorthin aussehen soll.

P: Das persönliche Regelwerk neu schreiben

Wenn es Dir aufgrund der Trainingsmethode aus dem vorigen Kapitel noch etwas schwerfällt, mit deinen eigenen Gedanken in der alltäglichen Praxis zu arbeiten und sie so einzusetzen, dass Du deine Wünsche effektiv verfolgen kannst, dann biete ich Dir in diesem Kapitel eine Übung, mit der Du dein benötigtes Verhalten noch besser konkretisieren kannst.

Nimm Dir bitte wieder ein Blatt Papier und einen Stift – oder noch besser zwei Stifte – einen Roten und einen Grünen. Danach halbierst Du eine Seite des Blattes mit einem Strich durch die Mitte. Auf die linke Seite des Striches schreibst Du – in rot – 10 Verhaltensregeln, an die Du dich bis jetzt gehalten hast. Auf die rechte Seite des Blattes – in grün – schreibst Du 10 neue Verhaltensregeln, die Du in Zukunft berücksichtigen willst. Betrachte hierfür sowohl deine Wünsche, als auch das Trainings-Blatt, dass Du im vorigen Kapitel erarbeitet hast. Im Prinzip notierst Du nun die Regeln, die Du befolgen willst, um die oben aufgestellten, Verstärkungen, Reduktionen und Vermeidungen praktisch umzusetzen. Du kannst aber auch gerne alte Regeln, die Du für gut befindest – aber hinterfrage bitte wirklich alle Regeln und schreibe nichts blindlinks hinüber – auf deine neue Liste schreiben. Das gesamte Blatt sollte dann später wie folgt aussehen:

Alte Regeln	Neue Regeln
1.	1.
2.	2.
3.	3.
4.	4.
5.	5.
6.	6.
7.	7.
8.	8.
9.	9.
10.	10.

Wir haben im vergangenen Abschnitt besprochen, wie Du deine momentane Lebenssituation betrachten und Entscheidungen treffen kannst, welche Teilbereiche deines Lebens zu optimieren sind. Dies alles hat das Ziel, deinen Fußabdruck im Leben auf ein Optimum anzupassen. Diese Checkups solltest Du, gleich wie deine Gesundheitsförderung, in gewissen kontinuierlichen Abständen machen. Denn Lebenssituationen und dein Umfeld verändern sich — dann kann es auch sein, dass dein Fußabdruck wieder angepasst gehört. Nun sollten wir aber noch besprechen, wie Du diese Veränderungen umsetzt. Denn auch wenn Du akzeptiert hast, dass Du Sachen verändern willst - und vielleicht hast Du schon bemerkt, dass es schwer ist, sich für eine Veränderung zu entscheiden - heißt das noch lange nicht, dass dein Umfeld dies klanglos geschehen lässt. In der Regel ist es meist genau das Gegenteil - Menschen scheuen aus einem tiefen Instinkt heraus Veränderungen, sogar wenn diese nicht selbst bei ihnen durchgeführt werden. Eine Veränderung von Dir, kann ja auch das Leben deiner Mitmenschen beeinflussen, sodass sie sich verändern müssen - genau dies ist auch die Angst deines Umfeldes. Hierdurch entstehen leider immer wieder Konflikte und Reibungen zu deinem Umfeld. Diese darfst Du aber nicht links liegen lassen, sondern solltest sie unbedingt auf faire Art und Weise klären, damit Du deinen Fußabdruck wirklich angepasst hast. Im Klartext geht es darum, dass Du selbst konstant an deiner inneren Einstellung arbeitest, aber auch dein Umfeld, im Zuge deiner Weiterentwicklung mitbetreust.

Es ist dein gutes Recht, deine Lebenswelten zu verändern, sofern Du einen wirklichen Nutzen, wie zum Beispiel deine Gesundheitsförderung, daraus hast. Bitte beachte dabei aber, dass Du dich sowohl an rechtliche Gesetze, als auch an ein paar universelle Regeln hältst und vor allem keinen deiner Mitmenschen durch deine

Veränderungen unfair behandelst, oder verletzt. Sollte jemand doch verletzt auf deine Veränderungen reagieren, dann erkläre ihm ehrlich und aufrichtig, warum Du diese Veränderungen benötigst.

Der Knackpunkt bei meiner letzten Aussage ist die Ehrlichkeit. Meines Erachtens gibt es ein Verhalten von Menschen, dass schlimmer ist, als eine negative, mentale Einstellung zu haben - dies ist eine negative Einstellung in Bezug auf eine Situation zu haben und diese zu unterdrücken oder zu überspielen. Es ist immer schlecht, wenn die Aussagen, die Du tätigst nicht in Harmonie mit deinen Gefühlen sind. Dies ist sowohl deinen Mitmenschen gegenüber unfair, als auch für Dich selbst ungesund. Wenn Dir etwas am Herzen liegt, dann sprich es auch aus – auf eine möglichst höfliche und angebrachte Art und Weise.

In Wirklichkeit gibt es zwei Gründe für das verstecken von negativen Gefühlen:

1. Die Person hat das Verhalten erlernt, dass es gesellschaftlich nicht ok ist, in der konkreten Situation sich negativ zu verhalten. Sie lächelt, obwohl ihr gerade nicht zum Lächeln zumute ist.

2. Die Person spielt eine positive und freundliche Ausstrahlung um andere Menschen mit ihrer Freundlichkeit zu manipulieren.

Jetzt kommen wir aber zu der eigentlichen Übung für Dich: Diese Übung ist in Wirklichkeit eine Praxis für dein gesamtes Leben, die Du immer anwenden solltest, wenn Du mit anderen Menschen kommunizierst. Achte immer darauf, dass deine Aussagen, mit deinen Gefühlen und Gedanken in Übereinstimmung sind. Das machst Du am besten so: Es geht um deinen Atemrhythmus. Sehr strukturiert betrachtet, fast Du Gedanken immer beim Einatmen und sprichst beim Ausatmen. Achte also immer darauf, dass Du in deinem Verhalten zwischen Ein- und Ausatmen, Harmonie erzeugst.

Dieses Training kannst Du immer durchführen, wenn Du mit anderen Leuten sprichst – egal ob es die Verkäuferin im Supermarkt, der Postbote oder deine Partnerin ist. Du kannst jetzt natürlich einwenden, dass Du viel mehr Konflikte durch deine schlechte Laune erzeugen würdest, wenn Du diese immer nach außen tragen würdest. Das kann richtig sein – dann solltest Du aber an deinem emotionalen Zustand arbeiten und nicht schauspielern, wenn Du mit anderen Menschen in Kontakt treten willst. Wie Du das schaffst erkläre ich Dir später in diesem Buch – im Kapitel „Schnell-Konfliktlösung".

Es ist aus zwei Gründen wichtig, dass Du meinen Ratschlag aus diesem Kapitel beherzigst:

1. Menschen erkennen prinzipiell – entweder unbewusst oder sogar bewusst – ob Du konsistent ein deinen Aussagen, in Bezug auf deine Gefühlswelt bist. Man erkennt es an den Augen, bzw. am Bereich um die Augen herum, ob Du hier

aufrichtig bist. Wenn ein Mensch beispielsweise richtig lächelt und nicht nur schauspielt, dann entstehen um die Augen herum kleine Falten. Der Mensch kann dies aber bei einem gekünstelten Lächeln beispielsweise nicht authentisch miterzeugen. Mit anderen Worten – schauspielert ein Mensch ein Lächeln, lacht nur sein Mund und seine Augen lächeln nicht.

2. Eine Disharmonie zwischen deinen Emotionen, deinen Gedanken und deinen Aussagen führt zu Spannungen - sowohl geistig, als auch körperlich. Diese bewegen Dich weg von deinem Ziel des gesunden Lebens.

Weitere Trainingsmethoden

Wie sieht's aus – konntest Du mit Hilfe des letzten Abschnitts dieses Buches, neue Erkenntnisse über Dich gewinnen, deinen Blick auf dein Leben etwas klarer machen und deine Ziele und Wünsche besser ordnen?

Nun wollen wir nämlich beginnen an der konkreten Umsetzung deiner Ziele zu arbeiten.

Ich habe in dem bisherigen Buch bereits einige Male den Begriff, Training verwendet. Vielleicht kommt er Dir in dem Zusammenhang mit unserem jetzigen Thema etwas seltsam vor. Ich verwende ihn jedoch ganz absichtlich und sehr bewusst.

Gleich, wie bei jedem anderen Training, zum Beispiel dem Sporttraining, trainierst Du mit den Übungen in diesem Buch sowohl deine mentale Einstellung, aber auch deinen körperlichen Zustand, wie Du in einem der letzten Kapitel dieses Buches auch mit Fakten belegt sehen wirst. Auch solltest Du die Trainings aus diesem Buch regelmäßig machen – gleich wie bei deinem Fitness-Training – damit Du einen nachhaltigen Effekt erzielst.

Einen Effekt will ich Dir aber gerne vorab schon verraten: Mit dem Training aus diesem Buch steigerst Du deine Entspannungsfähigkeit. Du bringst Dir selber bei, einerseits aus einer stressigen, angespannten Situation heraus, wieder schneller zu entspannen. Andererseits wirst Du auch ausgeglichener und nicht mehr so schnell und ungewollt in einen angespannten Zustand schlittern. Wie ich Dir zuvor schon erklärt habe, bedeutet Entspannung als Gesundheitsförderung oder Krankheitsvermeidung – je nachdem von welcher Seite Du die Medaille betrachten möchtest - den Kern der Angelegenheit zu bearbeiten.

Nachdem Du dich und dein Umfeld in den letzten Kapiteln genauer unter die Lupe genommen hast, Du erkannt hast, wo Du mit deinem Leben hinwillst und wie Du es in diesem Sinne optimieren kannst, werden wir nun ein paar Trainingstechniken erarbeiten, mit denen Du deine Entspannung fördern kannst und somit den Weg zu deinen Zielen leichter und fitter beschreitest.

P: Gedankenstopp

Wir haben im Kapitel „Mach es simpel, mach es gut"
besprochen, dass unser Unbewusstes einen Großteil
unserer mentalen Kapazität in Anspruch nimmt. Weiter
haben wir auch klargestellt, dass Du einfache und klare
Kommandos brauchst, damit dein Unbewusstes bei
deinen Zielen mitmacht. Solch ein Kommando lernst Du
in diesem Kapitel.

Leider neigen wir Menschen oft dazu, uns um negative
Gedanken, immer wieder im Kreis zu drehen. Es liegt
einfach in der Natur des Menschen, dass er Probleme
vermeiden will und man meint, dass dies wohl am
besten möglich ist, indem man sich die ganze Zeit mit
einem Problem befasst.

Dies ist aber ein Trugschluss – einerseits haben wir ja
bereits klargestellt, dass Konflikte und Spannungen nur
dann negativ und ein Problem sind, wenn wir sie dazu,
mit Hilfe unserer eigenen Interpretation, machen.
Andererseits, können wir gerade jetzt im Moment an

dem Problem – zumindest so wie wir darüber denken – sehr wahrscheinlich nichts ändern. Die negativen Geschehnisse liegen in der Vergangenheit – sonst könnten wir ja nichts darüber wissen. Nur die Vergangenheit können wir nicht mehr verändern – wir können nur die Auswirkungen der Vergangenheit so gut wie möglich behandeln und versuchen, Dinge für die Zukunft besser zu machen. Negative Gedanken und Groll über Vergangenes ist also völlig sinnlos und bringt Dich auf deinem Weg zur Gesundheit nicht wirklich weiter.

Trotzdem unterstützt unser Unbewusstes, dieses negative Gedanken spinnen, da es uns immer wieder neuen Zündstoff aus unseren vergangenen, negativen Erfahrungen bringt, um dieses negative Feuer des Grübelns weiter brennen zu lassen.

Du kannst diesem ganzen Verhalten am einfachsten einen Riegel vorschieben, indem Du dein Unbewusstes stoppst – gleich wie beim Hundetraining, dass ich vorher so plakativ als Beispiel gebracht habe. Dein Training sieht diesmal also wie folgt aus:

Immer wenn Du dich selber beim negativen Gedanken schmieden ertappst, sag Dir selbst – leise oder laut, je nach der Situation in der Du dich gerade befindest und wie es angebracht ist – STOPP und konzentriere Dich sofort auf etwas anderes positives in deinem Leben. Ich verwende hierfür zum Beispiel als Ablenkung die Aufgabe, ein positives Gefühl der grundlosen Freude, in mir aufkommen zu lassen. Wenn ich also wieder mal negative Gedanken habe, stoppe ich mich strikt mit einem Stopp, atme einmal tief aus und lasse ein freudiges Gefühl in mir entstehen.

Wichtig bei dieser Art des Trainings ist es, dass Du konstant an der Sache dranbleibst – immer, wenn Du merkst, dass Du negativ wirst, stoppe Dich sofort. Mit der Zeit wirst Du dein Verhalten soweit umlernen, dass Du seltener um negative Gedanken herumtanzt. Du wirst dann Spannungen und Konflikte nüchterner und konstruktiver betrachten. Durch dieses weniger emotionale Verhalten, wirst Du in Zukunft auch schneller zu Lösungen bei deinen Konflikten kommen.

P: Den Moment genau betrachten

In der heutigen Zeit wirst Du meistens von vielen Reizen gleichzeitig bombardiert. Du solltest dabei in Erinnerung behalten, dass unser rationaler Verstand nur 5 – 10 % unserer gesamten geistigen Aufnahmefähigkeit für sich beanspruchen kann. Unser Unbewusstes überwacht den Rest und sobald sein Instinkt etwas von großer Bedeutung entdeckt – größer als unsere momentane Tätigkeit – dann verschiebt es unsere bewusste Aufmerksamkeit dort hin. Du kannst Dir dieses Verhalten wie einen Scheinwerfer im Theater vorstellen. Dein Unbewusstes ist der Bediener des Scheinwerfers, der den Lichtkegel immer auf das interessanteste Geschehen lenkt. Weiter ist das Konzept des Multitaskings, dass in den letzten Jahrzehnten so oft als Referenz für das effektive

Arbeiten an mehreren Aufgaben gleichzeitig, angepriesen wurde, zwar ein schönes Konzept, jedoch wissen wir heute aufgrund der modernen Gehirnforschung, dass dieses Konzept nicht funktioniert. Das menschliche Gehirn ist für eine Tätigkeit, in einem Moment, ausgelegt. Wenn Du also andauernd mehrere Dinge gleichzeitig machst – also zum Beispiel Auto fährst, gleichzeitig telefonierst und ist – also Dinge tust, für die Du auch deinen rationalen Verstand benötigst - dann überforderst Du dich mit der Zeit von der mentalen Seite her.

Wenn Du es dann einmal schaffst, Dich wirklich nur auf eine Aufgabe zu konzentrieren, dann empfindet das sowohl dein Körper als auch dein Geist als eine regelrechte Wohltat und entspannt sich. Genau dies ist die Übung aus diesem Kapitel.

Nimm Dir eine ganz einfache Tätigkeit wie das Geschirr abwaschen, dass Du normal völlig automatisiert durchführst, während Du schon an tausend andere

Dinge denkst, welche Du danach noch erledigen musst und mache diese Tätigkeit zu einem bewussten Fest deiner Sinne. Beachte wie warm das Wasser ist, dass Dir über die Hände läuft – wie fühlt sich das Wasser allgemein an? Wie locker und zugleich zielgerichtet kannst Du die Bewegungen, die Du benötigst ausführen. Wie sehen die Teller und Tassen genau aus, die Du bearbeitest. Bleib einfach im Moment und nimm alles mit einer Begeisterung und Aufmerksamkeit wahr, als ob Du diese alltägliche Tätigkeit zum ersten Mal in deinem Leben ausführen würdest. Es gibt einfach keine unwichtigen Momente im Leben – wir legen nur oft nicht die Aufmerksamkeit auf das Wesentliche.

Nach einigen Minuten, wenn Du mit der Übung und deiner Tätigkeit fertig bist, wirst Du bemerken, wie geistig entspannend und erleichternd es war, wenn Du nicht immer mehrere Dinge gleichzeitig tust.

Die jetzige Übung ist eine Abwandlung der Übung „den Moment genau betrachten". Sie ist besonders dann gut geeignet, wenn Du dich nicht voll und ganz auf eine Tätigkeit konzentrieren kannst und mit deinen Gedanken, trotz aller Bemühungen, immer wieder abschweifst.

Du solltest Dir für diese Übung einen ruhigen Ort suchen, vielleicht sogar deine Augen schließen, aber zumindest den Blick weich werden lassen. Danach richtest Du die Aufmerksamkeit nach innen. Beginn tief aber entspannt zu atmen. Während des Einatmens zählst Du „1", während des Ausatmens „2", dann beim Einatmen „3", danach beim Ausatmen „4", usw.

Wie weit kannst Du zählen, ohne dass deine Aufmerksamkeit nach außen abschweift und Dich irgendwas vom Zählen ablenkt.

Es liegt in der Natur des Menschen, wenn er Dinge neu lernt und sich auf etwas konzentriert, Anspannung sowohl geistig, als auch körperlich zu halten. Dies ist ganz normal und auch richtig so – wenn Dir etwas schwerfällt, dann solltest Du Spannung erzeugen, um das Hindernis zu überwinden. Leider haben sich viele Menschen das Verhalten antrainiert, Spannung auch bei mittlerweile leichten Alltagsdingen, zu halten – sie haben sich dieses Verhalten vielleicht in den Anfängen, wie sie die besagte Tätigkeit gelernt haben, angewöhnt. Es kann aber auch folgendes zutreffen: Wir denken, wie ich Dir vorher schon dargestellt habe, bei automatisierten Bewegungsabläufen, gerne gleichzeitig über andere Dinge nach, die uns beschäftigen – diese Dinge sind meistens leider negative Gedanken. Aufgrund dieses Verhaltens verstärkst Du die Spannung und Du lernst dir mit der

Zeit eine verspannte Grundhaltung im Leben an – sowohl geistig als auch körperlich.

Beobachte Dich bitte einmal beim Autofahren: Viele Menschen beißen ihre Zähne beim Autofahren zusammen und halten daher eine Spannung in der Kiefermuskulatur aufrecht obwohl sie seit Jahrzehnten sicher im Straßenverkehr unterwegs sind. Benötigst Du jedoch diese Körperspannung im Bereich deines Kiefers beim Autofahren? Wenn Du nichts anderes gleichzeitig zum Autofahren tust, dann behaupte ich nein.

Wie so oft im Leben, kann man aus einem unangebrachten Verhalten, eine gute Übung kreieren:

Such Dir bitte wieder eine Alltagstätigkeit aus, die Du sowohl geistig als auch körperlich völlig automatisiert beherrscht. Besonders gut sind hierbei Tätigkeiten, bei denen die Bewegungen eine relativ zyklische, rhythmische Abfolge haben – hier kannst Du deinen Atemrhythmus sehr gut an die Bewegung koppeln. Ich mache diese Übung beispielsweise sehr gerne beim

Tennisspielen – aber das ist mein Spezialfall. Du kannst auch das Schlichten von Brennholz oder das Ablegen von Akten verwenden. Frage Dich nun bitte, während Du diese Tätigkeit ausübst, wie leicht und entspannt Du diese Tätigkeit ausführen kannst, ohne die Kontrolle über die Bewegung zu verlieren. Du wirst erstaunt sein, mit wie viel weniger körperlicher und geistiger Anspannung, Du eine Bewegung subjektiv perfekt ausführen kannst. Du kannst viel mehr Entspannung in dein Leben bringen, ohne an Qualität in deinen Tätigkeiten zu verlieren.

Sei bei dieser Übung bitte nicht enttäuscht, wenn Du diesen Zustand der entspannten Kontrolle nur wenige Minuten aufrechterhalten kannst. Du wirst bei regelmäßigem Üben sehr bald lernen, Dich durch äußere und innere Einflüsse nicht zu schnell aus dem Fokus bringen zu lassen und sollte es doch einmal passieren, wieder schnell zurück in die Trainingsübung zu finden. Das Wichtigste dabei ist, die Atmung immer rhythmisch und tief zu belassen.

P: Gesunde Ausstrahlung macht gesunde Leute – das 3-Minuten Rollen-Spiel

Es gibt eine Redewendung, welche der kommenden Übung zugrunde liegt: Wie im Innen so im Außen, wie im Außen so im Innen!

Oft laufen die Dinge im Leben nicht von sich aus ideal – wir müssen sie uns selber ideal machen. Wenn Du äußerlich gesund und gut gelaunt wirkst, auch wenn es innerlich nicht der Fall sein sollte, dann ist es noch immer besser, als alles Mies zu machen.

Folgende Übung schlage ich Dir vor:

Solltest Du einmal wieder mürrisch sein oder Dich nicht so gut fühlen, dann fordere bitte dein schauspielerisches Talent heraus und spiele ein paar Minuten lang die Rolle eines gut gelaunten, gesunden und fitten Menschen. Lächle was das Zeug hält, denn das setzt Endorphine frei – die körpereigenen Schmerzmittel, die wir zuvor besprochen haben. Achte darauf, dass Du alles gibst um in deiner Rolle voll aufzugehen – verschmelze mit der Rolle. Nach ein paar Minuten – in der Überschrift zu dieser Übung, habe ich 3 Minuten geschrieben, aber es können auch gerne mehr sein, solange Du in deiner Rolle bleiben kannst – fühle bitte bewusst nach innen hinein? Bist Du noch immer so schlecht gelaunt oder fühlst Du noch immer ein Unwohlsein in Dir? Es ist besser geworden oder ganz weg, nicht wahr?

Diese Übung zeigt Dir, dass wir Menschen uns gerne in Dinge hineinsteigern. Wenn wir dies unachtsam tun, dann sind dies meistens negativ interpretierte Sachen, die wir bewältigen wollen oder müssen. Wie Du aber gerade erfahren hast, können wir uns auch in eine gute Laune und in unsere Gesundheit hineinsteigern – es geht rein darum, was wir verkörpern. Dann wird sogar der Geist, deinem Schauspiel folgen.

P: Gesundheits-Affirmation

Aus dem konventionellen Sport-Mentaltraining weiß man, dass positive Selbstgespräche eine

Leistungssteigerung von bis zu 30 % möglich machen. Sätze, die Du in Selbstgesprächen andauernd und ohne etwas anderes zu denken, wiederholst, nennen sich Affirmationen.

Kombinieren wir dies mit dem Leitsatz des vorigen Kapitels, so funktioniert es auch ausgezeichnet, eine positive Gesundheits-Affirmation zu wiederholen und unser gesamter Körper wird dieser inneren Ansage folgen.

Versuche einfach eine Minute lang, den Satz „Ich bin stark und gesund!" leise vor Dich hinzudenken. Rede Dir diese Aussage regelrecht selbst ein. Beobachte nach dieser Zeit, wie sich dein ganzes Gefühl und deine Ausstrahlung verändert hat. Du wirst wahrscheinlich entspannter und fröhlicher sein, als vor deinem Selbstgespräch.

Diese Affirmation kannst Du immer wieder während des Tages verwenden, wenn Du einen kleinen Motivationsschub für deine mentale Gesundheit benötigst, die sich danach positiv auf deinen Körper auswirkt.

P: Schnell-Konfliktlösung

Erinnere Dich bitte kurz an eine Tatsache, die ich früher in diesem Buch mit Dir geklärt habe: Eine Situation wird erst zum Konflikt oder zu einem Problem, wenn Du sie als solche interpretierst.

Es wird, auch wenn Du regelmäßig dein mentales Training absolvierst, immer wieder Situationen geben, die Dir sauer aufstoßen. Sie werden mit der Zeit und deinem Trainingsfortschritt zwar immer weniger, aber es gibt sie trotzdem noch immer.

Meines Erachtens hast Du, wenn Du eine Situation mal wieder als Konflikt siehst, rund eine halbe Minute Zeit, diesen Konflikt in Dir selbst zu lösen – denn in Wirklichkeit ist es ja dein innerer Konflikt, also arbeite auch innerlich daran. Bis zu dem Zeitpunkt nach ca. 30 Sekunden ist noch relativ wenig passiert. Nach diesem Zeitpunkt kann es sein, dass Dich der Konflikt so eiskalt erwischt, dass er zum negativ kreisenden Gedanken in deinem Kopf, oder gar zu einem generalisierten Glaubenssatz – also einer Annahme, wie „alle Versicherungsvertreter sind Gauner" – wird. Diese halbe Minute gilt daher, weil dies die Grenze ist, bei dem Informationen vom Kurzzeitgedächtnis unseres Gehirns, in das Langzeitgedächtnis übergeführt werden. Im Kurzzeitgedächtnis wird generell mehr wahrgenommen, als was später in das Langzeitgedächtnis zur Speicherung übergeführt wird. Auf längere Sicht unwichtige Dinge werden so aussortiert, dass sie zwar auch unbewusst gespeichert werden, sie aber nicht so leicht wieder abrufbar sind, wie wichtige Dinge. Sie verstauben sozusagen in irgendeinem unbeschrifteten, versteckten Regal deines lebenslangen Gedächtnisses. In den ersten 30 Sekunden, nachdem Du einen Reiz – also auch eine Situation – erfasst hast, adaptierst Du deine Interpretation der Situation aufgrund deiner bisherigen bewussten und unbewussten Erfahrungen und

Wertigkeiten im Leben. Hier ist alles noch sehr flexibel. Sobald die Interpretation vom Kurzzeitgedächtnis, in das Langzeitgedächtnis übergeführt wird, siehst Du sie als mehr oder weniger unabänderlichen Fakt an.

Was kannst Du mit den Informationen anfangen, die ich Dir gerade präsentiert habe?

Ich habe folgende Konfliktlösungs-Übung aus einer sehr alten, mentalen Methode der traditionellen hawaiianischen Medizin abgeleitet, die mir bei solchen Situationen immer gut zur Seite steht.

Sobald Du merkst, dass Du eine Situation negativ interpretierst, tue folgendes:

Nimm ein, zwei ruhige und tiefe Atemzüge. Auch wenn in der konkreten Situation jemand eine Antwort von Dir erwartet, Du hast immer das Recht zu überlegen, bevor Du eine Aussage tätigst. Durch das Atmen bekommst Du den Kopf frei und beruhigst Dich etwas.

Danach versuche die negative Emotion, die Du mit der Situation verbindest, aus Dir heraus zu bekommen. Denn in Wirklichkeit ist ja diese Emotion die Sache, die der Situation den negativen Stempel aufdrückt. Das machst Du am besten so: Nimm das negative Gefühl mit dem nächsten Einatmen und akzeptiere, dass Du es selbst generiert hast, weil Du die Situation als subjektiv negativ bewertet hast. Kein Mensch ist perfekt – also gestehe Dir auch selbst ruhig diese Schwäche ein. Mit dem nächsten Ausatmen, atme dieses negative Gefühl aus. Atme wirklich die ganze Luft aus deiner Lunge heraus. In der darauffolgenden kurzen Atempause, lass ein positives und freudiges Gefühl in Dir entstehen.

Hat sich deine Angst, dein Zorn, oder welche negative Emotion auch immer, für die Situation noch nicht gelegt, dann wiederhole dieses Atemtraining solange, bis das positive Gefühl, dass Du in dir selbst ausbreiten lässt, anhält.

Oft schaffst Du es so, in der ersten halben Minute den Konflikt und die Spannung abflauen zu lassen. Wichtig ist aber in jedem Fall, dass Du in den ersten 30 Sekunden mit der Übung beginnst, damit Du dich in dieser Zeitspanne bereits auf den positiven Weg zur mentalen Ausgeglichenheit machst.

P: Entspannungstraining vor dem Einschlafen

Wir sind nun fast am Ende dieses Buches angelangt und Du hast bereits einiges an Weg und Übungen mit mir zusammen zurückgelegt. Wenn Du kurz auf den Weg, den wir gemacht haben zurückblickst, wirst Du bei allen Übungen und Trainings erkennen, dass es im Endeffekt eigentlich um deine mentale Entspannung geht, was eine effektive ganzheitliche Gesundheitsförderung betrifft.

Da der Mensch jedoch prinzipiell zur Perfektion ausgelegt ist, hat er bereits einen solchen Entspannungs-Modus, ganz von Haus aus, als lebensnotwendiges Verhalten, eingebaut. Unser Schlaf ist ein natürlicher und automatischer Regenerationsmodus, wenn wir diesen zulassen und ihm nicht im Wege stehen.

In unserer Schlafphase regeneriert sich sowohl unser Körper so gut wie möglich, unser rationaler Verstand macht auch Pause, aber unser Unbewusstes arbeitet hier auf Hochtouren. Es verarbeitet endgültig die Eindrücke und Interpretationen der vergangenen Wachphase – also alles was Du untertags erlebt hast.

Gehst Du gestresst und negativ ins Bett, so wird diese Verarbeitung des Unbewussten zu einem negativ-chaotischen Trip, der sich auch zum Beispiel in schlechten oder sehr komischen Träumen äußern kann. Dies wieder mindert unsere Regeneration während der Nachtruhe – sowohl körperlich als auch geistig. Abseits eines entspannten Zustandes beim Einschlafen, solltest Du immer darauf achten, dass dein Schlafumfeld und dein Schlafrhythmus für Dich stimmen. In der Regel orientiert sich der Biorhythmus der Menschen am besten am Tag-Nacht-Rhythmus. Sei also – wenn möglich – aktiv, wenn es hell ist und ruhe, wenn es dunkel ist. Meines Erachtens tun sich manche Menschen leichter in der Nacht zu lernen oder zu arbeiten, weil sie am Tag unter anderem zu viele Reize mitbekommen, von denen sie sich schwer abgrenzen können. Ich kann mir vorstellen, dass Konzentrationsübungen für die mentale Abgrenzung, diesen Menschen für das Durchsetzen eines konventionellen Biorhythmus, guttun würden, wenn sie dies wollen. Zum Schlafen sollte es also dunkel und kühl sein, wobei Du auch auf Frischluftzufuhr achten solltest.

Für den entspannten Einschlafzustand habe ich noch eine abschließende Atemübung für Dich:

Am besten machst Du dich für diese Übung bereits bettfertig, sodass Du gleich einschlafen kannst. Lege Dich auf dein Bett und beginne tief und gleichmäßig zu atmen. Lass mit dem Atem auch wieder deine

Bauchdecke mitbewegen. Atme über die Nase ein und über den Mund aus – das erzeugt einen zyklischen, flüssigen Atemrhythmus - so lange bis Du keine Luft mehr in deiner Lunge fühlst. Achte genau darauf, wie sich deine Nasenflügel anfühlen, wenn die Luft beim Einatmen an ihnen vorbeiströmt. Beim Ausatmen achte darauf, wie es sich anfühlt, wenn die Atemluft über deine Lippen hinauszieht.

Nun beginnst Du zu zählen – von 10 rückwärts, einen Countdown bis 0. Bei jedem Ausatmen wanderst Du eine Zahl hinunter und mit jedem Ausatmen lässt Du deinen Körper entspannter werden. Deine Muskeln sollen sich immer mehr an dein Bett anschmiegen. Wenn Du bei 0 angekommen bist, bist Du völlig entspannt und bereit zum Einschlafen. Solltest Du vor der Null bereits eingeschlafen sein, ist das auch völlig ok – die Übung hat ihren Zweck somit erfüllt.

Effekte der mentalen Gesundheitsförderung

Ich möchte Dir nun hier keinen abschließenden, schulmedizinischen Vortrag halten, welche detaillierten Effekte Du aus dem regelmäßigen Training der Buchinhalte bekommst, aber ich finde, ein paar Dinge, die man über die Auswirkungen von mentalen Techniken herausgefunden hat, solltest Du schon wissen. Folgende physiologische und psychologische Effekte konnten bereits mehrfach nachgewiesen werden:

- Herzfrequenz und Blutdruck sinken
- Flexibilität und Variabilität deines Herzschlags wird verbessert – du trainierst mit mentalen Entspannungsübungen auch dein Herz
- Konzentrationsfähigkeit nimmt zu
- Muskeltonus und Spannungen nehmen ab

- Reaktionen auf Stress werden positiv verändert oder nehmen ab
- Steigerung der Körperwahrnehmung und er Körperkontrolle ist vorhanden

Also bleib dran an dem Training – wie Du siehst zahlt es sich aus.

Abschließend möchte ich mich recht herzlich für dein Interesse an dem Thema, mentale Gesundheitsförderung und an meinem Buch im speziellen, bedanken.

Solltest Du Fragen haben, oder weitere Inputs für deinen Weg benötigen, findest Du meine Kontaktdaten im Folgekapitel.

Kontakt

Willst Du Kontakt mit mir aufnehmen, oder willst Du über meine weiteren Bücher erfahren, besuche mich auf

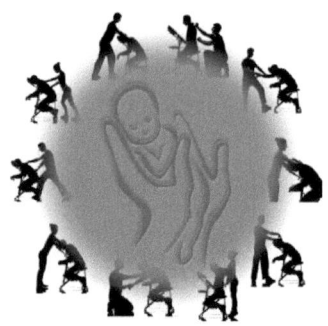

Ich biete Kurse und Workshops zu allen meinen Büchern an – sowohl für Laien als auch für Therapeuten, die eine Ausbildung absolvieren wollen.

Bildnachweise

- Kapitel „Der Gesundheitsmechanismus“: © Markus Hitzler / © fotolia, Bearbeitung Markus Hitzler
- Kapitel „Positiv-Negativ-Schale“: © Markus Hitzler
- Kapitel „Wetterkarte der Lebenswelten“: © Markus Hitzler
- Kapitel „Verkehrte Pyramide“: © Markus Hitzler
- Kapitel „Bedürfnis-Wunsch-Kreis“: © Markus Hitzler
- Kapitel „Einen Stein vom Herzen fallen lassen“: © fotolia, Bearbeitung Markus Hitzler
- Kapitel „Einen Stein vom Herzen fallen lassen“: © fotolia, Bearbeitung Markus Hitzler
- Kapitel „Kontakt“: © fotolia, Bearbeitung Markus Hitzler

Literaturverzeichnis

- Antonovsky, Aaron / Salutogenese – zur Entmystifizierung der Gesundheit / DGVT-Verlag, 1997
- King, Serge Kahili / Instant Healing / Lüchow-Verlag, 2010
- Lipton, Bruce / Intelligente Zellen / 2016
- Pert, Candace B. / Moleküle der Gefühle / rororo sience, 2005
- Servan-Schreiber, David / Die Neue Medizin der Emotionen / Goldmann-Verlag, 2006
- Wesselmann, Hank / Bowl of light / sounds true Verlag, 2011
- Willis, Koko / Tails of the night rainbow / 2005
- Yates, Maka'ala / Na'auao Ola Hawaii – Hawaiian Principles and Practices of Being Well / Balboa Press, 2014